CONFIDENCES D'UN GYNÉCOLOGUE

DOCTEUR GÉRARD
Salama
AVEC NATHALIE DEMARTA

CONFIDENCES D'UN GYNÉCOLOGUE

RÉCIT

J'AI LU

« On dit souvent du mal des femmes pour se venger de n'en rien savoir. »

Henri PETIT

Avant-propos

Pendant dix-sept ans, j'ai été sa patiente.

Une des plus patientes sans aucun doute, si je comptabilise les moments passés dans cette salle d'attente.

Peut-être des centaines d'heures, non pas à attendre malgré l'ordre intimé par le panneau fixé sur la porte, mais à observer, à essayer d'imaginer quelles vies, quelles amours, quels drames pouvaient vivre mes voisines de fauteuil.

On appelle ce lieu une salle d'attente. Personne ne peut s'y méprendre, ce n'est ni une salle de rires, ni une salle de rencontres. On ne s'adresse rien d'autre que de vagues regards parfois suspicieux, et les seuls espoirs qu'on peut avoir à l'encontre de celles qui nous précèdent ne sont fondés que sur l'égoïsme ; vont-elles énoncer clairement et brièvement leur problème, afin de ne pas réveillonner ici ?

On se dévisage sans envisager le moindre échange. Seule compétition envisageable : qui remportera la Palme d'or de la Patiente préférée ?

Lorsqu'il paraît enfin, et prononce à voix haute le nom qui correspond à votre état civil, un ressort magique vous expulse instantanément de votre siège et, en l'espace de quelques secondes, la salle d'attente se vide d'un être dans l'indifférence générale.

C'est ce lieu, où rien ne se passe et où le temps s'arrête, qui m'a donné l'envie de décrire ce métier, d'écrire avec lui, d'entendre parler cet homme qui vit au cœur de l'intimité des femmes.

Je ne peux pas dire que pour moi l'attente est le meilleur moment car je suis une impatiente...

Mais, étant donné les circonstances, je dois avouer que l'attente est le meilleur endroit !

Une fois que l'idée avait germé dans mon cerveau, il fallait le convaincre, lui et aucun autre.

La première approche a été très précisément à l'instant où il introduisait dans mon propre corps un corps étranger dont l'unique fonction est de s'opposer à toute fécondation.

C'est à ce moment qu'on ne peut qualifier de véritable face-à-face que je lui ai parlé de mon projet, qui allait devenir le sien !

Il devait réfléchir, nous avons donc pris rendez-vous à une date ultérieure.

Un mois plus tard, je suis entrée dans son bureau, ai pris sa place, lui s'est donc assis de l'autre côté, sur le fauteuil dans lequel on se confie.

Il a beaucoup parlé, j'ai écouté et, petit à petit, j'ai réussi à me glisser dans sa peau, à m'immiscer dans ses émotions.

Nathalie DEMARTA.

Introduction

Le but de ce livre est de transmettre un sourire.

Vous n'y trouverez ni termes savants, ni tirades sur les vies sauvées, vies perdues. D'autres s'en sont chargés avant moi !

C'est un clin d'œil à la profession, une vision du métier à travers un recueil d'anecdotes significatives, une palette d'émotions.

Les célébrités du show-business et de la politique sont masquées au même titre que celles qui ne sont connues que de leur propre entourage.

Personne ne sera donc trahi mais chacune pourra se reconnaître... Leurs compagnons, eux, trouveront peut-être des éclaircissements sur les mystères de nos tête-à-tête.

Ce livre n'existerait pas sans Nathalie Demarta. Elle, dit qu'il n'existerait pas sans moi. Nous sommes tombés d'accord pour dire qu'il n'existerait pas sans nous.

Je ne sais pas écrire et même si j'en ai toujours eu le désir, la conscience de mes propres limites m'a permis d'éviter le pire !

Je connais Nathalie depuis des années, j'ai mis au monde ses deux filles, peut-être était-ce à son tour de m'accoucher.

Elle est arrivée un jour et à la fin de la consultation m'a parlé de son envie d'écrire sur le métier de gynécologue, un livre sous forme d'anecdotes qui lèverait un voile sur ces moments d'intimité féminine.

Nous nous sommes donc souvent retrouvés, pour donner vie à ce projet. Après mes consultations et parfois entre deux accouchements, elle m'a poussé dans mes retranchements, m'a aidé à fouiller dans mes souvenirs, à prendre de la distance avec le présent.

Je me suis livré, moi qui ne parle jamais de mon métier, et de ces moments est né ce livre : une osmose entre mes expériences et sa façon de les retranscrire.

Ce qui m'a donné l'envie d'exercer ce métier, c'est l'amour de trois choses : l'amour des femmes, l'amour des enfants et l'amour de la chirurgie.

Au terme de mes sept années de médecine, j'avais décidé de devenir pédiatre. La veille des inscriptions, je n'ai pas dormi de la nuit, je savais que je devais prendre *la décision de ma vie*... L'évidence m'est apparue au petit matin, mon destin n'était pas tout à fait celui-ci, il y manquait une dimension.

J'aime les enfants, mais ce que je désire plus que tout, c'est les mettre au monde ! Participer à ce moment d'absolu, unique, inoubliable, je veux voir apparaître leur petite tête, la saisir pour les aider à s'extirper de leur cocon, je veux être témoin des toutes premières secondes où ils se lancent sans conscience dans la Grande Aventure.

Rien n'est à la hauteur d'une vie qui démarre : quelle pureté, quelle leçon d'humilité !

Immersion totale et instantanée dans La Vie !

Et les femmes...

Je les aide, je les aime,

Je les inspecte, je les respecte.

Grand affectif, j'entretiens une relation particulière avec chacune de mes patientes. Entre la porte de mon cabinet et la chaise, je sais exactement à quelle femme j'ai affaire. Je la ressens, et bien souvent je sais pourquoi elle est venue avant qu'elle n'ait eu le temps de l'exprimer.

Je passe ma vie entouré de femmes, mais je n'ai pas une sensibilité féminine exacerbée : je me définis plutôt comme un macho qui aime LA femme.

C'est fascinant une femme !

Elles sont fortes, tellement plus fortes que les hommes dans l'adversité, elles sont tellement plus lucides aussi, les matrices de l'Univers.

Courageuses, obstinées, elles se battent, mènent tout de front, exigeantes par nature, d'abord envers elles-mêmes et par conséquent envers ceux qu'elles aiment, souvent incomprises.

Leur vie ne s'arrête pas à la porte de leur bureau. Leurs rêves ne se cantonnent pas à leur seule réussite professionnelle. Leur vision du bonheur est plus vaste, sans limites. Elles sont entières. Et cette osmose permanente du corps et de l'esprit, si fascinante quand elles en ont la maîtrise, si effrayante quand elles ne la contrôlent pas, responsable de tant de maux quand l'équilibre vacille.

Elles me dévoilent leur intimité, celle dont elles ne parlent pas avec l'homme qui partage leur vie. Elles soumettent à mon œil de spécialiste une anomalie de fonctionnement, une douleur ou un bouton non identifié. Témoin majeur de l'évolution d'une grossesse, je deviens l'Annonciateur, du bon comme du mauvais. Leurs regards sont suspendus à mes lèvres, lourds d'inquiétude, guettant les mots qui vont jaillir de ma bouche, espérant secrètement avoir le pouvoir de contrôler ce qu'elles ne veulent pas entendre.

Confident, je suis au cœur de leur vie de couple, au courant avant leur propre mari d'une séparation imminente, ou dans le secret de leurs amants, de leurs amours. Totalement disponible, à leur écoute, je mets un point d'honneur à les aider. Ma mission est accomplie lorsqu'elles sortent de mon cabinet dopées d'une énergie nouvelle.

Regards envieux

J'ai toujours été étonné par la fascination qu'exerce ce métier sur les hommes. Dans les soirées, chaque fois qu'on m'interroge sur ma profession, une nuée de regards se tourne vers moi lorsque je prononce le mot « gynécologue ». Je passe du statut de profession libérale à celui d'intermittent du spectacle, je deviens l'attraction ! Ils attendent désespérément des révélations ou des informations croustillantes, guettent l'instant crucial où je vais dévoiler tout ce que je sais des femmes, tout ce qu'ils prétendent ne pas savoir. Ils espèrent le détail magique qui leur manque !

Cruel, je les laisse avec leurs doutes et leurs interrogations.

Au début de ma carrière, je partageais mon cabinet avec un rhumatologue.

A cette époque, la plupart de mes patientes étaient des jeunes et jolies femmes, et des danseuses d'un célèbre cabaret parisien.

Les siennes avaient très nettement dépassé le cap de s'afficher nues sur une scène. Inutile d'être médium pour repérer parmi la clientèle féminine de ce cabinet qui étaient les patientes de qui... Lorsque je poussais la porte de la salle d'attente pour venir chercher l'objet de ma prochaine consultation, je repartais souvent vers mon bureau en compagnie d'une superbe femme.

Lui ne poussait pas seulement la porte... mais souvent ses patientes elles-mêmes !

A la fin de certaines journées particulièrement significatives, il manquait de tomber en dépression, regrettait d'avoir choisi cette spécialité et songeait sérieusement à s'associer avec un gérontologue pour que la compétition soit plus égale !

La majorité de la gent masculine m'envie, pour de mauvaises raisons : ils fantasment sur mes journées qu'ils imaginent rythmées par une succession de strip-teases.

Oui, trente femmes se déshabillent dans mon cabinet chaque jour et je passe le plus clair de mon temps entre leurs cuisses... Mais je ne m'assieds pas face à elles cigare aux lèvres, avec un œil lubrique, le temps qu'elles se dévêtent, et je n'applaudis pas non plus quand elles jettent leur culotte à terre !

Trente femmes se dénudent devant moi chaque jour : au bout de vingt ans de carrière, je n'ose pas faire le calcul... Je fais sans aucun doute partie des hommes qui ont une idée très précise des différentes façons dont se déshabillent les femmes.

80 % des Françaises se dévêtent totalement et finissent leur effeuillage en jetant leur culotte... à terre. Ou plus rarement sur mon tabouret d'examen.

Dans le premier cas, je la ramasse et la pose avec délicatesse sur la chaise prévue à cet effet, où trône pourtant déjà de façon probante l'amoncellement des vêtements qu'elles viennent de retirer.

Dans le deuxième cas, cet accessoire empiète sur mon territoire. Ne me voyant en aucun cas l'ignorer et m'asseoir dessus, j'attrape l'intrus et le dépose là où il est censé attendre.

Peut-être devrais-je songer à un « repose-culotte » exclusif...

Certaines commencent à se déshabiller avant même d'avoir atteint la salle d'examen, tout en m'exposant leur problème, et se rhabillent de la même façon, terminant parfois devant le bureau de l'assistante.

Les maniaques sont plus rares et plus lentes : elles plient et replient tout, vérifient à plusieurs reprises la superposition de leurs vêtements et hésitent sûrement à apporter leur fer à repasser...

Les timides rechignent à enlever leur petite culotte, ce qui pose un réel problème pour procéder à un examen approfondi...

Les pudiques gardent leur soutien-gorge quand j'examine le bas, et lorsqu'elles l'enlèvent pour que je palpe leurs seins, elles le posent délicatement sur leur sexe...

D'autres me réservent des strip-teases d'un érotisme qu'elles estiment torrides, tandis que, trop débordé et trop médecin, je ne sens monter en moi qu'un agacement notable. Celles-ci heureusement sont des cas rares, et avec un peu de chance une espèce en voie de disparition !

Quelques puritaines, comme les Américaines, ne conçoivent pas d'être nues chez leur gynécologue. J'ai donc un stock de blouses en papier qu'elles enfilent après s'être déshabillées.

Pour ma part, je suis asexué... au moins jusqu'à ce que j'enlève cette blouse blanche. Aucun de mes gestes ni de mes actes n'a de connotation érotique ou sexuelle. Mon regard d'homme s'efface instantanément pour laisser place à celui du médecin face à un corps féminin qu'il doit soigner. Si l'esthétisme devait troubler ma vision, jamais je n'aurais pu pratiquer cette profession.

Parfois, je me surprends à rêver d'un monde idéal où...

Les femmes auraient la bonne idée de se déshabiller dans la salle d'attente, pour me faire gagner du temps...

Les bottes à lacets interminables à défaire seraient interdites à la vente et remplacées par des tongs, éventuellement fourrés pour l'hiver...

Les véritables hystériques et autres nymphomanes seraient exclusivement passionnées par leur dentiste...

Aucune contraction utérine ne se produirait entre 21 heures et 7 heures du matin...

Les femmes laides se trouveraient belles et finiraient par le devenir...

Les très belles en douteraient et deviendraient ainsi plus humaines...

Aucune d'entre elles ne serait stérile et serait donc libre d'enfanter ou pas...

Aucun sein, aucun utérus, aucun ovaire ne développerait de cancer...

Chacune d'entre elles aurait trouvé le bonheur auprès d'un homme qu'elles aimeraient et qui les aimerait pour la vie entière...

Semblables et uniques

Pour moi, toutes les femmes sont belles, peu importe leur âge, et lorsque l'harmonie s'établit entre le corps et l'esprit elles rayonnent. Je les sépare en quatre bulles de vie :

15-20 ans : les petites.

C'est le temps de l'apprentissage des premiers rapports sexuels, le temps des interrogations.

30-45 ans : l'épanouissement.

Période riche en construction. Des rêves plein la tête et le sentiment que tout est encore possible. Elles se sentent bien dans leur peau et se sont réalisées pleinement. La majorité d'entre elles n'ont pas de décalage horaire avec leur horloge biologique et ont réglé leur quête de mari et d'enfants. Quelques-unes sont prêtes à s'envoler fonder une nouvelle vie ailleurs...

45-55 ans : l'angoisse du temps qui file, la péri-ménopause.

Elles ont peur de l'avenir, sentent le dangereux pouvoir de la séduction leur échapper peu à peu. Le regard cruel des hommes se pose sur plus jeunes qu'elles. Celles qui ont passé leur vie à jouer de cette arme deviennent de plus en plus préoccupées par leur corps et l'esthétisme, c'est bien souvent le grand plongeon dans les affres de la chirurgie esthétique.

Les 60 et plus : pudiques et dignes !

Elles sont sereines et ont accepté l'idée que leur vie de femme est pour l'essentiel derrière elles.

J'ai une tendresse infinie pour celles-ci.

Au sein de ces tranches de vie, chacune d'entre elles est unique, un cas particulier. Trop complexes pour me permettre de les ranger dans des cases, certaines sont malgré tout identifiables.

La star, comédienne, chanteuse ou personnalité politique, se cache et patiente dans une salle d'attente spéciale. Elle est habituée à être idolâtrée, exige quelques traitements de faveur. Mais elle réalise, une fois déshabillée, qu'elle est avant tout une femme avec les mêmes problèmes que le commun des mortels.

L'hypocondriaque passe le plus clair de son temps chez les médecins, et exige qu'on règle le problème de sa vie en moins d'une demi-heure. Elle fait le tour de tous les spécialistes excepté celui qu'il lui faut : le psy !

Madame « Je sais tout » a tout lu, tout entendu, en sait plus que le médecin lui-même. Elle arrive d'un pas décidé, prête à dicter son ordonnance, et connaît les nouveaux traitements par cœur, ainsi que leurs effets secondaires.

A se demander pourquoi les études de médecine sont si longues...

L'anxieuse, terrorisée à l'idée d'avoir les pieds dans les étriers, est épuisée par les deux nuits blanches qui ont précédé son rendez-vous. Elle n'a qu'une envie, en finir au plus vite !

L'enquiquineuse ne supporte pas de patienter plus de cinq minutes dans la salle d'attente et passe ses nerfs sur les secrétaires.

La séductrice prend systématiquement le dernier rendez-vous de la journée et me réserve son show final avec panoplie assortie.

L'amoureuse... de moi. Transfert d'affection. De médecin essentiel à sa vie de femme, je deviens homme idéal.

... Et toutes les autres... les tendres inclassables.

Médecin jusqu'au bout

J'ai mis au monde des milliers d'enfants, dont trois cas exceptionnels qui sont les miens.

Non, aucune loi n'interdit d'accoucher sa propre femme, d'ailleurs je n'ai jamais insisté pour jouer ce rôle. Chaque fois, on m'a réclamé.

Etre à la fois le père et l'accoucheur n'est pas si simple. La priorité, c'est que tout se passe divinement bien. L'urgence est avant tout mon rôle de médecin. La concentration extrême ne m'accorde pas la possibilité de laisser passer les émotions d'un père.

Je ne peux pas à la fois tenir la main de ma femme et extirper l'enfant... J'ai le bras long... mais pas à ce point !

Quand Benjamin est arrivé, comme pour tous les bébés que j'ai mis au monde, je l'ai posé sur le ventre de sa maman et je suis resté très technique et médical, concentré sur ma mission finale... C'est lorsque il est revenu, après ses soins, que ma joie a explosé !

Mon fils, merveille des merveilles, ma chair, mon sang, ma vie.

Valentine a subi le même sort, mon émotion, mon bonheur incommensurable ne se sont exprimés qu'une fois terminé mon rôle d'accoucheur.

Je n'étais pas plus tendu ni plus inquiet que pour un autre accouchement, probablement grâce à cette distance inconsciente que j'avais imposée.

Pour ma femme, ce contrôle de mes émotions a été interprété comme de la froideur. Le père était absent !

Pour Joachim, j'avais décidé de ne pas réitérer les expériences précédentes, et de vivre pleinement l'émotion d'être père, de la première contraction à la dernière. J'ai donc confié cette aventure à un ami confrère, un vrai professionnel en qui j'ai toute confiance.

Mais, le jour J, il fallut pratiquer une césarienne en urgence.

De toute ma vie, je n'ai jamais vu autant de corps médical dans un bloc opératoire ; trois anesthésistes, trois panseuses, trois sages-femmes. Ce n'était pas le jour à accoucher dans la salle d'à côté, parce que la troisième merveille interplanétaire était sur le point de naître. Qui se serait permis de rater cet événement ?

Je ne pouvais plus assister en touriste à cette intervention, et je sentais au fond de moi une envie incontrôlable de prendre les rênes, mais il me semblait très délicat de demander à un confrère de me passer la main après neuf mois d'implication. L'appel du bistouri montait en moi, je ne savais plus comment faire pour contenir mon désir de pratiquer moi-même cette césarienne.

Heureusement, je n'ai pas eu à me torturer l'esprit trop longtemps pour chercher les mots capables de le convaincre sans le froisser, il m'a regardé et m'a dit : « Je te laisse ma place, je sais que tu meurs d'envie de le faire... »

Reconnaissance éternelle, je ne le remercierai jamais assez d'avoir eu la délicatesse de s'effacer. Les rôles se sont inversés et c'est lui qui m'a assisté.

Des histoires de femmes, de couples, d'amours, de solitudes, c'est ce que vous allez découvrir au fil de ces pages.

Certaines anecdotes vous feront sourire, d'autres non.

Peut-être et sans doute vous reconnaîtrez-vous au détour de quelques lignes...

Les femmes autour de 30 ans

C'est l'ère de l'épanouissement, une période riche en construction. Le moment où tout est possible, encore possible, où le choix de diriger sa vie vers ses rêves est plus réel que jamais.

Autour de la trentaine, les femmes sont au sommet de toutes leurs énergies et ont une véritable légitimité en tant que femme : elles ne sont plus « trop jeunes », et pas encore « plus assez ».

A cet âge, les femmes ont en elles un potentiel considérable, elles se sentent jeunes et riches d'une véritable expérience. Elles ont acquis une assurance, une confiance en elles, qu'elles guettaient et qui leur manquaient encore quelques années plus tôt.

Leur pouvoir de séduction est immense et agit sur une très large cible masculine : elles charment les hommes de 25 à 60 ans, voire plus si affinités.

Cette époque de la vie d'une femme est marquée par deux préoccupations : sa réussite professionnelle d'une part et l'envol de sa vie privée – vivre en couple et devenir mère – d'autre part.

Les carriéristes travaillent comme des acharnées pour atteindre l'objectif qu'elles se sont fixé. Ambitieuses à tous niveaux, ces superwomen ont souvent du mal à trouver l'âme sœur : tellement brillantes, elles recherchent au minimum leur équivalent. Dans ce monde de communication virtuelle à outrance, où tout va à 2000 à l'heure, les hommes et les femmes se croisent, se frôlent, s'arrêtent à peine, et reprennent aussitôt leur course respective à la réussite.

Ma spécialité d'obstétricien, « l'art de l'accouchement », me pousse d'instinct à vous parler essentiellement de natalité.

Jeudi 2 février
4 heures du matin
Clinique du C.

Daniela N. va accoucher d'un instant à l'autre. Mamma italienne dans toute sa splendeur, mariée à un Sicilien pure souche. J'ai déjà mis au monde ses deux premiers enfants.

Lui ne rate aucune consultation, par amour ou par jalousie ? Jusqu'à cet instant je ne savais pas encore dans quelle catégorie de mari le classer.

Il esquisse un sourire crispé chaque fois que je leur dis en regardant les échographies : « C'est mon portrait tout craché ce bébé ! »

Depuis qu'elle est enceinte, je sais qu'elle lui parle de moi nuit et jour, elle m'adôôôre...

J'entre en salle de travail : « Vous croyez franchement que c'est une heure pour accoucher, vous ! »

Elle, aux anges me répond : « Je vous promets de faire mieux la prochaine fois, docteur ! »

Lui, semble beaucoup plus tendu qu'elle, sans doute un peu inquiet.

Dilatation maximale, l'enfant est prêt à naître, je l'aide à s'extirper de son cocon.

« C'est un garçon ! » Et à cet instant précis je me décompose : il me ressemble à un point... aucun de mes propres enfants ne peut rivaliser.

Le premier bébé cloné est sous mes yeux...

Je me tais, encore sous le choc et dépose l'échantillon de moi-même sur le ventre de sa maman. Elle s'écrie alors, avec son accent qui n'appartient qu'à elle : « Mais... c'est votre portrait tout craché... Tu as vu ça, chéri, c'est incroyable ? » Chéri n'en croit effectivement pas ses yeux et a du mal à masquer une furieuse envie de m'exploser la tête.

Trouver une solution pour qu'il cesse de me fixer avec cet air de mari bafoué qui n'a plus rien à perdre ; sa paternité est remise en cause, dans cinq minutes il va réclamer un test ADN et demander qu'on me radie de l'Ordre des médecins, avant de me provoquer en duel dans la cour.

Là, commence une scène de jalousie à la hauteur de ce que la Sicile peut espérer ! C'est surréaliste... je contiens ma colère... Je dois éviter de lui dire que même sur une île déserte après vingt années passées à guetter avions et bateaux, entre sa femme et une méduse je choisis... le second mollusque !

L'ambiance pesante inhabituelle met enfin un terme au fou rire de la sage-femme qui prend l'initiative de le faire sortir pour accompagner bébé faire ses premiers soins.

On me réveille en pleine nuit, je m'extirpe péniblement de mon lit, motivé malgré tout par l'émotion toujours intense de la magie d'un accouchement... et je tombe sur un fou furieux qui s'imagine que je suis le père de son bébé ! Je craque... Je rentre à la maison épuisé et cherche au fond de moi l'énergie nécessaire pour ne retenir que l'essentiel : la maman et le bébé vont bien... Je vais essayer de dormir deux heures.

Prier pour que cet enfant cesse au plus vite de me ressembler... surtout par égard pour lui, en fait !

Jeudi 28 novembre
Laurence B., 28 ans
Enceinte de 8 mois

Revenant d'un congrès aux Etats-Unis, j'arrive directement de Roissy. Mon vol a eu du retard, et je n'ai pas le temps de repasser à la maison. Je fonce directement au cabinet.

Mes deux heures de sommeil ne sont qu'un rêve... je suis encotonné par le décalage horaire.

Laurence entre dans mon bureau, précédée d'une bonne longueur d'avance par son ventre. Sa démarche est métamorphosée. Consciente de ces modifications, elle est hilare.

Elle s'échoue délicatement sur le fauteuil : « Je crois que j'ai un peu abusé ce mois-ci... ou ma balance est devenue hystérique ! »

A mon sourire, elle comprend que c'est la première version qui est la bonne.

D'ordinaire toute mince, depuis qu'elle est enceinte, elle se jette sur tout ce qui ressemble de près ou de loin à de la nourriture et elle gonfle à vue d'œil.

Après l'examen, elle monte sur la balance en fermant les yeux... Moi pas. « Cinq kilos de plus que le mois dernier... vous essayez de battre un record ? »

Elle rit et promet d'améliorer son score le mois prochain. Je la raccompagne jusqu'à la porte et fait mine d'ouvrir le deuxième battant :

« Faites attention en sortant dans la rue, surtout aujourd'hui... Ne vous faites pas attraper !

– Que voulez-vous dire ?

– C'est Thanksgiving ! Et en ce moment vous ressemblez vraiment à une dinde ! »

Hormones obligent, elle a envie de pleurer... Moi, je regrette de ne pas avoir dormi une bonne douzaine d'heures supplémentaires. Je lui explique que je rentre des Etats-Unis, que j'ai vu des dindes partout, que je suis très maladroit, que le décalage horaire ne m'a pas arrangé, je sais...

Mais si je me suis permis cette blague stupide, je le reconnais, c'est justement parce que Laurence est de toute façon ravissante et qu'elle le sait bien, non ?

Noter d'éviter de resservir cette blague de dinde à Noël !

Vendredi 12 février
Catherine F., 27 ans
Visite mensuelle de grossesse

Elle est radieuse, enceinte de sept mois, ses rondeurs ne peuvent plus tromper personne. Conçue pour concevoir, elle rayonne, plus épanouie que jamais.

On discute quelques instants des petits maux inhérents à son état et elle part se déshabiller... Je lui laisse plus de temps qu'à l'accoutumée : certains gestes deviennent plus lents, certaines parties du corps plus difficiles à atteindre.

Elle s'allonge sur la table d'examen, plus assez large à son goût. Je l'ausculte et m'apprête à lui faire entendre le cœur de son bébé grâce à l'appareil à ultrasons.

Je pose le bidule sur son ventre, le monde s'arrête de tourner... plus un mot... nous sommes tout ouïe...

Je monte le volume et, à cet instant une voix retentit :

« Allô ! Roger, c'est Dédé... tu me reçois ?

– 5 sur 5, Dédé... ! »

Non... détrompez-vous, il ne nous parle pas encore, et il ne s'appelle pas Dédé ni Roger... D'ailleurs c'est une fille, je sais !

A la suite de problèmes d'interférences dans la fréquence radio, deux cibistes viennent de faire irruption dans notre bulle.

Nous partons dans un fou rire susceptible de déclencher un accouchement. Reprenons-nous, il reste encore quelques semaines à attendre.

Je change de fréquence et lâche nos amis camionneurs.

Tel un cheval au galop, le petit cœur, merveille de la nature, se fait entendre, bonheur d'un son toujours aussi émouvant.

Penser à demander un jour à un cibiste s'il a déjà entendu battre le cœur d'un bébé... par erreur.

Jeudi 11 décembre
Armelle B., 35 ans
3 enfants

Cette fille a une énergie incroyable. Elle contrôle sa vie avec brio, jongle à merveille entre ses responsabilités professionnelles et sa famille. Elle arrive à tout concilier sans avoir jamais l'air débordée : c'est une superwoman qui n'a rien perdu de sa féminité et de sa douceur. C'est une de mes fiancées préférées. J'aime avoir rendez-vous avec elle, même s'il serait plus juste de dire que j'aime qu'elle ait rendez-vous avec moi. En sa compagnie, je passe toujours un agréable moment.

Aujourd'hui elle est particulièrement pressée et m'expose son problème en trente secondes avant de foncer se déshabiller derrière le paravent.

J'arrive pour l'examiner, elle est prête, allongée, nue, les pieds dans les étriers. Je m'assieds sur mon tabouret, oriente ma lampe sur sa vulve et je la découvre... scintillante !

Non, je n'ai pas de baisse de tension, non, ce n'est pas un effet d'optique, son entrecuisse brille de mille feux, il est orné de paillettes multicolores ! Jamais encore aucune femme n'avait eu autant d'égards pour ma vision au point de se décorer jusqu'au plus profond d'elle-même. Je masque ma surprise, introduis un spéculum, qui au passage prend des allures de fête, et continue mon examen sans faire allusion à cet ornement troublant.

Quand elle revient s'asseoir face à moi, son attitude n'a rien d'ambigu et elle me regarde le plus naturellement du monde.

Après avoir rédigé son ordonnance, je lui demande des nouvelles de ses enfants, trois filles.

« Elles sont en pleine forme, des véritables petites toupies. Hier, on a fêté les trois ans de la dernière. J'ai passé ma journée à maquiller douze petits monstres, les garçons en pirates, et les filles en fées. On dirait qu'un ouragan est passé dans la maison. Il y a des paillettes partout ! Ce matin encore, j'essayais désespérément de finir de démaquiller Zoé, un enfer ! En partant au bureau j'ai réalisé qu'elle avait dû s'essuyer sur ma serviette de toilette, parce que j'en avais plein les cheveux...

– C'est donc ça !

– J'en ai encore ? dit-elle en secouant sa chevelure.

– Pas dans les cheveux... Un peu plus bas, si vous voyez ce que je veux dire.

– Pourquoi vous ne m'avez rien dit ? Vous imaginez, si je ne vous avais pas raconté ma journée d'hier, vous m'auriez prise pour une dingue... Quelle honte !

– Je ne vous cache pas que j'ai été surpris, mais j'ai l'habitude de voir des choses étonnantes. Là, au moins, ça avait le mérite d'être féerique !

– Une sorte de Disneyland mais plutôt version trash, vous voulez dire. »

Mon challenge de la journée s'impose comme une évidence : m'efforcer à ne pas penser à cette scène lors de mes prochaines consultations.

Jeudi 16 juin
Nathalie D., 35 ans
Mariée, 1 enfant

Cette patiente depuis dix-sept ans, je crois pouvoir dire que je la connais bien. J'ai été le confident, parfois même le conseiller de sa vie amoureuse quand elle était encore célibataire, et surtout l'homme qui a mis au monde son premier enfant.

Je ne connais pas encore le but de sa visite, mais la dernière fois que je l'ai vue, le mois dernier, c'était pour lui annoncer des mauvaises nouvelles : elle désire un deuxième enfant depuis deux ans, sans succès, et s'est livrée à une série d'examens en tous genres qui n'ont rien donné. Son mari a dû alors effectuer un spermogramme. Enfermé dans une pièce exiguë avec pour seul complice le poster d'une biche qui lui faisait les yeux doux, il s'est exécuté sans grande conviction, n'étant pas de nature zoophile.

Résultat affligeant, les spermatozoïdes en faible nombre sont trop épuisés pour finir leur course là où ils sont attendus. Solution envisageable : l'insémination artificielle. Pour cela un protocole d'accord oblige à effectuer une série de tests sanguins en amont : HIV, syphilis, hépatite B, hépatite C. Ce qu'on n'attendait pas, c'est le résultat positif de l'hépatite C, confirmée chronique et hyperactive chez Nathalie.

Plus question d'insémination, projet de deuxième bébé reporté à une date ultérieure...

Première réaction lorsque je lui ai annoncé :

« Ça chamboule un peu mes plans... Je n'avais pas du tout prévu de mourir si jeune ! »

Il n'est pas question de mourir, en tout cas pas dans l'immédiat, à moins de se faire écraser en sortant de mon cabinet.

Je l'ai donc envoyée chez un de mes amis gastro-entérologue. Elle doit entamer un traitement dès le mois de janvier. Durée : un an. Les effets pernicieux cessent six mois plus tard. La famille ne pourra s'agrandir qu'après.

C'était il y a tout juste un mois. Aujourd'hui elle sourit, s'assied, me regarde d'un air perdu et me dit : « J'ai une nouvelle à vous annoncer mais je ne sais pas si je dois la ranger dans la catégorie des bonnes ou des mauvaises... Je suis enceinte ! »

Merveille et complexité du cerveau humain. Il a suffi qu'on lui interdise de tomber enceinte pour que son corps sorte de sa torpeur.

Avant même d'émettre un commentaire, je saute sur mon téléphone et compose le numéro du gastro qui la suit. Je lui expose la situation. Sa réponse est claire, elle peut garder ce bébé !

La vie l'emporte. Laissons ce petit être voir le jour. Les risques de transmission à l'enfant sont faibles. Nous reprendrons les hostilités dans un an. Je raccroche, soulagé.

Huit mois plus tard, Chloé naîtra...

Mardi 8 novembre
Delphine L., 32 ans
Mariée, 1 enfant
Patiente depuis 12 ans

Son visage d'habitude si enjoué affiche aujourd'hui un air très contrarié. Je l'interroge pour savoir si tout va bien et elle m'affirme que oui. Je mets donc son attitude sur le compte de la fatigue.

Quand je m'approche d'elle pour l'examiner, je constate que le haut de son pubis est très irrité, rouge écarlate, en feu. Je la connais depuis suffisamment longtemps pour ne pas hésiter à lui en parler :

« Qu'est-ce que c'est que ce travail ? Vous avez décidé de faire votre toilette au papier de verre maintenant ? »

Elle se penche en direction de son bas-ventre, s'observe et me dit :

« Zut... ça se voit beaucoup ? »

Je m'approche un peu plus et distingue les traces d'une inscription.

« C'est un message personnel ?

– Ne me dites pas que vous arrivez à le déchiffrer sinon je me fais tuer ce soir...

– Si c'est un cas de vie ou de mort, je préfère vous répondre que non !

– Ça n'arrive qu'à moi, ce genre d'histoires... Mon mari devait partir ce matin pour un voyage à l'étranger.

– Ah... c'était donc un message d'adieu en quelque sorte.

– Pas vraiment... Ce soir j'avais prévu une soirée avec un ami, enfin, avec mon amant si vous préférez. Vous allez me prendre pour une infidèle, mais il s'agit d'une véritable une histoire d'amour !

– Vous savez très bien que je ne juge jamais. Alors racontez-moi la suite, j'ai hâte d'éclaircir ce mystère.

– On devait passer notre première nuit entière, tous les deux ce soir, et comme il n'arrête pas de me demander si je l'ai dans la peau, ça m'a donné l'idée de me tatouer ses initiales avec un marqueur... C'était un petit clin d'œil pour le faire rire...

– Vous êtes une sacrée farceuse, mais vous auriez pu opter pour le véritable tatouage, vous me décevez...

– Arrêtez de vous foutre de moi, c'est déjà suffisamment compliqué sans que vous en rajoutiez. Toujours est-il que Xavier, mon mari, m'a téléphoné à midi pour me dire que son départ était décalé de quarante-huit heures à cause de la grève surprise des aiguilleurs du ciel... et depuis cet appel, je me frotte désespérément au gant de crin pour essayer d'effacer cette saloperie de marqueur indélébile.

– Dommage qu'ils n'aient pas les mêmes prénoms tous les deux, ça aurait considérablement arrangé votre problème !

– Je vous promets d'y réfléchir, pour le suivant. En attendant, dites-moi franchement si vous arrivez à les déchiffrer, vous, les initiales ?

– Alors, comme ça, il s'appelle J.P ? »

Elle me regarde effarée. Je pressens qu'elle va finir la journée immergée dans un bain de White Spirit !

Jeudi 28 mars
Clinique du C.

Toute l'équipe est présente autour de Rébecca dont l'accouchement est imminent.

Son mari la soutient à sa façon : pour l'occasion il a dû apprendre par cœur un stock de blagues toutes plus excellentes les unes que les autres. Il fait preuve d'un talent d'imitateur hors pair et n'a pas faibli depuis quatre bonnes heures, d'après la sage-femme. Le genre de mec qu'on a envie de réserver pour ses prochaines vacances, selon elle.

Subitement, un homme de type asiatique fait irruption dans notre salle de travail, en manches de chemise, un appareil photo en bandoulière. C'est Tran, un des anesthésistes de la clinique. Passionné de photographie, il n'abandonne son appareil que dans les cas d'urgence extrême. L'objet fait tellement partie intégrante de lui-même qu'à cette heure il ne réalise sans doute plus qu'il l'a autour du cou. Ses patientes l'adorent et la plupart lui demandent d'être le grand reporter des premiers instants de vie de leur enfant. Mais aujourd'hui, il n'est pas l'anesthésiste de Rébecca, et passe tout simplement chercher une seringue.

Les regards du couple s'abattent sur lui. Avant même qu'il n'ait eu le temps de justifier son intrusion, je lance :

« Ne vous inquiétez pas, c'est juste un touriste japonais de passage, leur bus est garé devant ! »

Rébecca, hallucinée, a envie de prendre ses jambes à son cou, espoir définitivement anéanti par l'effet paralysant de la péridurale. Son mari, quant à lui, le spécialiste en humour, n'a pas reconnu le mien ! Il s'avance déjà pour réexpédier ledit touriste dans son autocar.

J'interviens à temps, m'interpose entre les deux hommes et présente Tran qui commence à regretter amèrement d'avoir épargné gentiment à une infirmière de se déplacer jusqu'à notre salle de travail.

Noter de me mettre sur la liste de ceux avec qui on a également envie de partir en vacances !

Mardi 31 décembre

Après une belle et douce soirée de réveillon du Nouvel An en famille, je m'endors serein, quand, à deux heures du mat, la cruelle sonnerie du téléphone retentit.

Ma sage-femme préférée m'annonce l'arrivée de Cécile à la clinique du C. Elle est désolée de me réveiller, sait que je suis à deux cents kilomètres de Paris, mais j'ai tellement insisté pour qu'on me prévienne... Cécile est une patiente de longue date que j'aime beaucoup, c'est son premier bébé, elle a été très inquiète dès le début de sa grossesse. Je sais que la seule perspective d'accoucher sans moi la terrorise.

Début de travail, l'enfant ne devrait pas montrer sa frimousse avant quatre bonnes heures. Dehors une tempête de neige se déchaîne. Mais, contrairement aux apparences, je suis à Deauville, et non au fin fond de la Sibérie, et j'ai promis à Cécile que je serai là le jour de son accouchement. Appeler mon remplaçant serait la plus sage décision, mais je suis un homme de parole et même si la météo veut me faire mentir et abdiquer, j'irai au bout de ma promesse.

Je prends donc le volant.

Les routes sont impraticables, et d'énormes flocons virevoltent indéfiniment. On ne voit pas à deux mètres et on glisse plus qu'un patineur artistique n'en a jamais rêvé.

J'ai sommeil, mes paupières sont lourdes, mes yeux se ferment : éviter de me planter... ouvrir les yeux, rester éveillé, ou m'endormir... Avec un peu de chance je suis dans mon lit, en train de faire un cauchemar.

5 heures du mat, je n'y crois plus, mais j'arrive enfin à Paris, grille une ribambelle de feux rouges, pour finir en dérapage contrôlé dans la cour de la clinique. Je prends l'ascenseur, saute dans mon uniforme de donneur de vie et arrive souriant en salle de travail : Cécile n'a pas encore accouché.

Elle me regarde à peine et me lance :

« Si c'est pour arriver au dernier moment, vous auriez dû rester chez vous. Je pense qu'il faudra revoir vos honoraires à la baisse. »

Je ne réponds pas, n'ai aucune envie de lui expliquer d'où je viens. Abasourdi par cet accueil chaleureux à crever, j'ai une violente envie de rebrousser chemin. Mais ma mission est essentielle, je dois rester.

Une demi-heure s'écoule avant que je ne mette au monde son beau bébé.

Je quitte la clinique tellement écœuré que je ne sens même pas le poids de la fatigue et reprends ma route en sens inverse. Risquer la mort pour aller donner la vie n'a pas de sens. Une simple phrase a suffi à réduire à néant l'enthousiasme qui avait réussi à me porter si loin. J'ai mal et n'arrive pas à trouver de point positif à ce métier si dur. Je donne tout, je donne trop pour quoi, pour qui ?

Repartir au plus vite chez moi, près de ceux qui m'aiment et à qui je ne consacre pas assez de temps. Me réveiller dans cet univers de douceur, serrer ma femme et mes enfants dans mes bras, leur dire à quel point je les aime.

Faire un bilan de compétences pour une éventuelle reconversion d'homme au foyer.

Lundi 30 novembre
Clinique du C.
16 heures

Mon cabinet était bourré à craquer, obligé d'annuler mes rendez-vous des deux prochaines heures, la course contre la montre n'en finit pas. Le temps file trop vite...

J'arrive à la clinique escorté de ce pincement au cœur qui ne m'a pas lâché depuis le coup de fil de ma sage-femme. Je suis prêt pour l'accouchement de Marie. Elle aussi d'ailleurs...

J'entre en salle de travail avec ce sourire qui rassure.

Elle a vingt-deux ans, c'est son premier bébé.

C'est pour moi un moment particulièrement émouvant, plus que je n'aurais pu l'imaginer. Cet instant de ma vie est arrivé bien plus tôt que je ne l'avais prévu parce que cette petite Marie, c'est moi qui l'ai mise au monde, il n'y a pas si longtemps... En fait c'était presque hier...

L'enfant arrive... il est là !

Bienvenue dans ce monde... petite fille, petite Lara !

Le cycle de la vie est un éternel recommencement. Je prends brutalement conscience du temps qui passe et moi qui ne bouge pas... Serais-je intemporel ?

Pas éternel, en tout cas, et je sais que je ne mettrai pas au monde l'enfant de Lara !

J'ai envie de les serrer dans mes bras toutes les deux... mes bébés...

Je dépose un baiser chargé d'une infinie tendresse sur le front de la maman.

J'avais juré que le jour où j'accoucherais une jeune femme que j'ai mise au monde, je prendrais ma retraite... Voilà, la boucle est bouclée, je vais pour la dernière fois de ma vie enlever cet uniforme bleu pâle... qui va me manquer...

Non, vraiment, ce n'est pas le moment : me voici parjure. Mais vieillir, c'est aussi reconnaître ses erreurs, et accepter de renoncer à certaines vérités qui n'en sont plus.

J'avais juré... mais qui m'en tiendra rigueur ?

Je quitte la clinique... momentanément... Je prendrai ma retraite quand je n'apporterai plus rien aux femmes ou quand mon corps me donnera le signal...

Pas avant, je le jure !

Promettre de ne plus me fixer de dates limites... avant l'heure !

Lundi 6 février
Carole J., 32 ans

J'ai mis au monde son premier enfant il y a un mois. Quelques secondes me suffisent pour comprendre qu'elle ne va pas bien : ses yeux, tatoués par la fatigue des nuits ponctuées de biberons, sont empreints d'une grande tristesse. Elle a coupé ses cheveux, cherche un nouveau style, se cherche tout court.

Elle s'assied à peine, se lève nerveusement pour que je l'examine.

On discute ensuite des différents modes de contraception : elle opte sans grande conviction pour le stérilet.

J'essaie d'apaiser son mal-être :

« Si vous avez des angoisses, si vous pleurez beaucoup, il faut m'en parler pour que je vous aide.

– Je ne sais plus où j'en suis, je devrais être heureuse, je sais, mais je me sens vide, c'est affreux. J'ai l'impression qu'avec Léo je n'y arriverais jamais, que c'est trop de responsabilités d'un seul coup. Quand je réfléchis au fait que pendant des années sa vie va dépendre de moi, ça me file le vertige. Je pleure du matin au soir, Philippe ne me comprend pas. En plus, il est gentil, il me prend dans ses bras. Mais moi, quand je le regarde, c'est comme s'il était devenu un étranger, je n'ai plus de sentiments pour lui. J'ai envie de foutre le camp très loin.

– C'est normal tout ça, vous venez de vivre un grand bouleversement, il faut que chacun retrouve ses marques, un peu de patience, vous verrez. »

Elle s'effondre en larmes avant de déclarer

« Je sais... mais en fait... je crois que c'est plus grave que ça... j'ai le baby blues de *mon* docteur... »

Je souris, lui explique que ça arrive fréquemment. Qu'elle se rassure, ça va vite lui passer. Elle fait un transfert. Elle m'a vu régulièrement pendant neuf mois, réalise que nos rendez-vous vont être plus espacés. Je vais lui manquer. Je représente l'homme qui l'écoute, la comprend, la rassure, un des acteurs principaux du bouleversement que représente la naissance d'un enfant. Une complicité se crée, liée à l'essence même de mon métier. Et ce sentiment est renforcé par le fait que je suis un grand affectif et que j'ai beaucoup de tendresse pour mes patientes.

Carole est fragilisée, ne se retrouve pas dans ce corps qui n'est pas le sien, ses seins qui n'en finissent plus de diminuer, ce ventre encore bombé qui semble ne pas réaliser qu'il n'abrite plus rien et qu'il peut désormais s'aplatir.

Elle a besoin de tester son pouvoir de séduction. Surtout pas sur son mari... trop proche, trop évident. Après un accouchement, surtout celui du premier enfant, le nouveau papa a le plus mauvais rôle. Cible de tous les reproches, il a du mal lui aussi à trouver sa place. Père en apprentissage, il agit selon ses propres codes, à sa façon... toujours jugée mauvaise.

Carole essaie de me convaincre que son sentiment à elle, est très fort, qu'il n'est absolument pas lié à son état.

« Je ne peux pas me tromper sur ce que j'éprouve... Je peux comprendre que vous ne ressentiez pas la même chose, mais on pourrait se voir, déjeuner ensemble ou juste boire un café, pour mieux se connaître... non ? »

Elle est émouvante, avec sa façon de se mettre à nu tout naturellement, comme si sa vie en dépendait.

« Non, je n'irai pas boire un café avec vous, Carole, même pas cinq minutes, debout au comptoir... Vous vous méprenez, vous m'idéalisez, mais je ne suis pas un surhomme, juste un médecin... Vous verrez, dans quelque temps on en reparlera tous les deux et ça nous fera sourire... Même vous. J'en prends le pari... Non, pas un resto, Carole ! »

Essayer de porter une simple blouse blanche plutôt que ce costume de Superman beaucoup trop voyant !

Lundi 8 avril
Mathilde H., 30 ans

Elle est maman depuis trois mois.

Après un examen gynécologique en bonne et due forme, j'aborde le sujet de la future contraception :

« Vous avez fait un choix : pilule, stérilet ?

– Pas du tout, je n'ai vraiment pas la tête à ça en ce moment.

– On se revoit dans un mois et on prendra une décision.

– Oui... dans un mois ou dans un an... Je ne suis pas pressée, vous savez...

– Vous, peut-être pas, mais votre homme sûrement un peu plus.

– Je sais... Je vois bien qu'il en a envie... Mais il n'y a pas urgence, je ne vois pas la différence entre la jour et la nuit, je n'ai qu'une seule obsession : dormir !

– Vous avez de la chance, certains hommes ont du mal à retrouver du désir pour leur femme après une naissance. Profitez-en, la vie sexuelle que vous aviez avant d'être maman doit reprendre. Abandonner l'idée à trente ans, c'est un peu prématuré non ?

– Dans un futur proche, ça ne fait pas du tout partie de mes priorités.

– Efforcez-vous de l'inclure dans vos fameuses priorités. Je ne vous mets pas le couteau sous la gorge, je vous parle de vous revoir dans un mois, c'est-à-dire trente jours... et exactement autant de nuits... »

Elle s'énerve :

« Je m'en contrefiche, je n'ai pas l'ombre d'un début de signe de désir. Je n'ai pas envie. Point.

– Bravo, vous êtes comme 99 % des femmes qui viennent d'accoucher. Je vous rassure vous êtes normale, épuisée, donc à bout de nerfs. Votre corps n'est qu'un brouillon de ce qu'il a pu être, vous craignez de ne plus jamais le retrouver comme avant. Exprimez votre ras le bol, c'est sain ! J'ai récemment fait capitonner les murs, si vous voulez crier, n'hésitez pas à vous défouler ! »

Elle me regarde presque avec sérénité, se calme et ajoute :

« En plus, j'ai peur d'avoir mal... De ne plus être comme avant... Je me sens bousillée de l'intérieur...

– La cicatrice de votre épisiotomie est parfaite, il n'y a rien à craindre de ce côté-là ! Jetez-vous à l'eau et vous constaterez à quel point la nature est bien faite. Mais plus vous reculez l'échéance, plus l'appréhension sera grande. Je vous prescris donc un week-end en amoureux, ou une nuit, le tout loin de bébé. L'idée première étant de s'évader à deux, comme avant, pour mieux se retrouver.

– Je n'ai pas envie de faire l'amour, j'ai juste envie d'être avec mon bébé.

– Forcez-vous... l'appétit vient en mangeant ! »

Régime amoureux : câlins à volonté.

Dépasser les doses prescrites ne menace en rien l'organisme...

Devenir parents

Avoir un enfant est une étape qui exige que les fondations du couple soient inébranlables.

La naissance d'un enfant est un bonheur incommensurable.

Rien n'est plus beau, plus puissant, mais ce bouleversement devient souvent source de conflits.

Difficile d'admettre que la vie ne sera jamais plus comme avant, que ce rêve qu'on a fait à deux, le plus beau des projets, vient perturber l'équilibre du couple.

Pendant sa grossesse, la femme se recentre sur elle-même. Dans ses entrailles, une vie se développe et s'anime. Son enveloppe charnelle devient le coffre-fort du plus merveilleux des trésors. Elle fabrique un être nouveau, unique au monde. Elle est responsable de son développement, de sa croissance, son corps n'est plus simplement le sien, il est le garant de la survie du petit être qu'il abrite.

Quand elle commence à ressentir les premiers tressaillements du bébé dans son ventre, les débuts de la communication, le monde s'arrête de tourner, la symbiose est totale, la prise de conscience maximale. Elle est deux.

Même si aujourd'hui les hommes sont plus impliqués

qu'auparavant pendant la grossesse, ils ne peuvent ressentir le dixième de ce qu'une femme éprouve.

La nature est ainsi faite et rien n'y changera, mais reconnaissons que dès les prémices de la vie, l'homme survole l'événement. La conception pour lui ne dure que quelques minutes, pour elle, neuf mois !

Mais le degré de son implication a beau être dérisoire, il est réel et incontournable, légitime donc.

Aujourd'hui 90 % d'entre eux assistent à l'accouchement, bien souvent contraints et forcés.

Je les vois terrorisés, mais ils surmontent leur peur en apparence, poussés par leur femme, ou une indéniable pression sociale. Un homme se doit d'être présent à l'accouchement de sa femme, du début à la fin. Il se voit infliger des souvenirs pas toujours glamour. Les phases d'examen du corps de la mère sont autant d'intrusions dans une intimité qui leur est réservée.

Souvent les hommes sont exténués après l'accouchement de leur femme... Fatigue morale, liée au bonheur d'être père, à la prise de conscience de leur responsabilité d'homme, mais aussi à la tension qu'ils ont éprouvée en salle de travail.

Je n'autorise aucun père à vivre l'événement de mon point de vue. Leur place est à côté de leur femme, et surtout pas face à elle... Je leur interdis et leur épargne ce que j'estime devoir être le seul à voir, ce que même la propre mère ne voit pas : la vision d'un sexe surdimensionné, béant et sanguinolent n'apporte rien de plus au bonheur du moment – l'urgence étant la femme et la naissance du bébé, pas la réanimation du papa.

Ils ne vivent pas tous l'événement du haut de leur petit nuage de bonheur. Certaines images sont difficiles à oublier. En salle de travail, chaque individu a un rôle clé. Toutes les présences sont indispensables. Et si le futur père est un soutien moral, sa fonction s'arrête là. Il se sent souvent seul et impuissant face à l'enjeu. Son rôle est... fictif. Pour lui donner de l'importance, je lui propose de couper le cordon, une façon élégante de le faire participer : ce geste chargé de symbole lui donne le sentiment d'avoir joué un rôle essentiel, une légitimité plus probante.

Retour à la maison : un bonheur au goût amer

La gestion du temps, qu'on aime tant se vanter de contrôler, devient aléatoire, abstraite. Un petit être de cinquante centimètres, une sphère d'amour absolu, va diriger et rythmer la vie du couple. Quel choc ! Principalement les premiers mois.

Préserver la relation à deux tout en cherchant l'équilibre à trois exige patience et acceptation. Les priorités changent, quelques renoncements sont inévitables, on est devenu une famille... différente des rêves qu'on s'en faisait.

L'homme a du mal à trouver sa place, et souvent sa femme ne lui rend pas la tâche facile, car son instinct maternel débordant lui donne la certitude qu'elle est la seule, l'unique, à savoir ce qu'il y a de mieux. Elle estime que les seuls gestes ou attitudes à avoir envers leur progéniture sont les siens ! Elle réclame de l'aide, mais sous sa surveillance extrême et à l'unique condition d'imiter précisément ses faits et gestes. L'homme motivé au départ se retrouve frustré, rejeté. Il faut qu'il prenne conscience que porter un enfant en soi, pendant neuf mois et le mettre au monde est la plus grande aventure qui soit, une véritable révolution corporelle et psychologique !

Le corps de la femme change, se métamorphose avec douceur et douleurs.

A la naissance du bébé, ce corps est en jachère : il ne porte plus la vie, mais n'est pas encore le sien, celui d'avant, et ce n'est qu'au fil des mois qu'il reprendra pleinement sa forme initiale.

La femme est devenue mère, et son corps lui rappelle qu'elle n'est pas encore redevenue tout à fait femme. Perdue, elle est devenue un être éphémère, en mutation.

La séduction et les ébats sexuels effrénés sont à rayer momentanément de son vocabulaire et de ses fantasmes.

C'est le baby blues... belle appellation pour traduire un sentiment de mal-être tellement profond. La femme, sombrant dans un gouffre sans fin, s'enfonce dans une culpabilité insurmontable. Cet enfant dont elle a rêvé pendant neuf mois, parfois des années, s'est concrétisé. Dualité infernale, elle se doit d'être heureuse, comblée, et se laisse submerger par un raz de marée de tristesse et d'angoisses.

La chute hormonale est souvent une descente vertigineuse. Les hormones claquent la porte sans égard pour ce corps, vidé d'une vie qui prend son autonomie. L'épuisement lié aux suites de couches et aux nuits trop blanches ne lui donne pas les capacités de trouver l'énergie pour se préserver. S'occuper du père est donc de loin la dernière urgence.

En proie a un sentiment d'abandon, l'homme ne comprend pas que pour la jeune maman cet état de fait momentané est une question de survie.

Histoires de solitude

La solitude devient un fléau à partir du moment où elle n'est plus un choix de vie. Dans ce monde où tout va trop vite et où l'ère de la communication est à son apogée, la solitude se vit d'autant plus difficilement.

Le nombre de femmes malheureuses qui vivent sans amour m'effraie.

La solitude... Tous les jours je suis confronté à ce drame, et vois des femmes pleurer dans mon cabinet.

Celles qui n'ont pas encore construit de vie de famille, ou celles de plus en plus nombreuses qui divorcent après la naissance du deuxième enfant. Les femmes de cinquante ans, dont le mari est parti pour une plus jeune, moins brillante mais plus détendante, et dont les enfants ont quitté la maison pour voler de leurs propres ailes.

Certaines femmes seules se lancent dans une recherche effrénée de l'homme idéal. Elles ne se rendent pas toujours compte qu'elles sont dans une quête d'absolu, que leur prince charmant ne doit pas se contenter de n'être que charmant...

Lorsque je les interroge sur le profil d'homme qui leur conviendrait, elles résument de façon innocente et presque anodine : un homme gentil ! Mais si je pousse plus loin le portrait-robot, je constate vite que ce n'est pas le seul atout recherché : il doit également être brillant, plus qu'elles-mêmes, performant dans son job, à la maison et sexuellement. Non seulement gentil, mais compréhensif comme une bonne copine et admirable comme un homme, un vrai, protecteur, rassurant !

Hélas, s'il existe un spécimen aussi parfait... il a déjà dû être capturé ! Quel challenge ! D'autant qu'il se doit d'être viril, mais sans oublier une part cachée de féminité... Le bon dosage ? Aucune recette précise n'a été dévoilée à ce jour...

A force de lutter pour l'égalité des sexes certaines femmes sont devenues des mutantes et se sont masculinisées dans leurs comportements.

Superwomen, elles ont des postes à responsabilités, dégagent une assurance à toute épreuve et une force inébranlable. Elles donnent le sentiment de n'avoir besoin de personne... Etre à leur hauteur, ne pas les décevoir paraît un exploit surhumain.

De leur côté, les hommes ont besoin d'être rassurés, d'être admirés. Qu'ils s'en donnent les moyens ! Ils ont baissé les bras et sont partis à la conquête d'une vie professionnelle intense. Avides de pouvoir, ils en oublient de conquérir les femmes. Ils ont abdiqué, refusent de prendre le risque de s'engager par peur de courir à l'échec. Le seul risque qu'il s'autorisent : gâcher le présent au nom d'un avenir hypothétique.

Et les femmes seules ne sont pas des rebuts de la société... bien au contraire.

Ce sont des femmes formidables qui s'assument, qui assurent... mais ne rassurent pas. Conscients de leur être inférieurs, les hommes doutent, se cachent et fuient. Parfois pris d'un courage exceptionnel, ils se livrent à de grandes déclarations d'amour, pour mieux disparaître, rattrapés par leurs peurs et leurs angoisses. Ils clament des promesses qu'ils sont incapables de tenir et brisent ces femmes qu'ils font rêver trop brièvement.

Leur sincérité n'est qu'instantanée, une bombe à retardement. Ils tentent d'y croire, veulent être rassurés, poussent les femmes à dévoiler leur amour. Quand elles l'expriment, leur ego en est flatté mais ils prennent leurs jambes à leur cou. Impardonnables inconscients, ces briseurs de rêves finissent par détruire les femmes à petit feu.

Alors... où sont les hommes, les vrais ?

Terrorisés au fond d'une grotte ?

Oui, les hommes ont peur...

Parfois la peur est un moteur et permet de se surpasser, d'aller de l'avant. Mais là, non : elle les paralyse et les maintient dans une vie confortablement rassurante. Qu'il s'agisse des célibataires malades de l'engagement ou des hommes mariés mais malheureux qui ne partent pas vivre la nouvelle histoire d'amour qui les fait vibrer depuis des années.

Allons-nous arriver à des extrêmes, comme dans les pays scandinaves ou aux Etats-Unis ? Là où les hommes deviennent des femmes et les femmes deviennent des hommes ? La tendance est inversée, mais l'équilibre est-il pour autant retrouvé ?

Mercredi 6 juin
Philippine B., 35 ans.
Journaliste, célibataire

Elle est jolie, pétrie de charme, intelligente, drôle, sexy, sensuelle, mais désespérément célibataire.

« Comment vont vos amours ?

– J'ai rencontré Peter Pan ! Ça fait rêver non ?

– Personnellement, je serais plus attiré par Cendrillon, mais pour vous, je peux comprendre.

– Sauf que je n'ai rien de la fée Clochette... A part que je suis une vraie cloche... Pour une fois que je tombe sur un mec libre, jamais marié, pas d'enfant, une perle rare à mon âge ! Le hic c'est qu'il est tellement libre qu'il compte bien le rester, s'engager est pire qu'une maladie grave pour lui. Donc je vois Monsieur quand il le décide, et à dose homéopathique pour ne pas trop s'attacher. Mais manque de bol, en ce qui me concerne c'est trop tard, je suis dingue de lui. !

– Il faut peut-être lui laisser du temps...

– Bien sûr... Je ne désespère pas de lui mettre définitivement le grappin dessus quand j'aurais quatre-vingt-dix ans.

– Mais les hommes ne se rendent-ils pas compte de la chance qu'ils laissent filer en ne vous épousant pas ?

– Ils n'en sont pas du tout conscients a priori... En attendant je vais avoir trente-six ans le mois prochain. Ce n'est pas fait pour arranger mes affaires parce que, pour un homme qui a la chair de poule à l'idée de vivre en couple, procréer est évidemment son pire cauchemar. Et il me semble difficile à mon âge de le regarder tendrement en lui disant que rien ne presse et qu'il a tout le temps d'y réfléchir. A moins d'être totalement abruti, ce qui n'est pas son cas, il s'apercevra avec effroi que mon horloge biologique, elle, n'est pas prête à attendre. Rien de mieux pour les faire fuir. De toute façon, ils s'imaginent tous qu'à cet âge, les femmes qui n'ont pas d'enfants sont des bombes à retardement, ornées d'ovaires pernicieux prêts à lâcher un ovule sur le premier spermatozoïde qui tenterait de s'aventurer un peu trop haut !

– Quel programme ! Vous avez une vision apocalyptique de la situation.

– C'est pas moi, c'est eux. A mon âge, l'idée d'avoir des enfants devient une véritable urgence.

– Vous avez encore le temps, et on ne sait jamais de quoi demain sera fait... Je ne renonce pas à l'idée de mettre au monde vos nombreux bébés !

– Alors, il va falloir m'aider, me trouver un géniteur, organiser une grande manif, un Téléthon... Je suis dans la pire tranche d'âge, les hommes bien sont pris, et ceux qui restent sur le carreau sont soit des dégénérés, soit des grands malades de l'engagement. Je ne suis pas un cas rare, c'est ce qui me rassure. Heureusement, j'ai une bande de copines géniales, seules pour la majorité. Entre celles qui comme moi n'ont pas encore réussi à construire, celles qui se sont fait plaquer par leur mari, celles qui sont parties, celles qui sont avec des mecs mariés depuis des années, ça fait peur ! Sans parler de celles qui sont en couple et qui s'emmerdent comme des rats morts... Au secours !

– Il y aussi des gens heureux, je vous assure.

– Sûrement, mais je n'en connais pas beaucoup.

Comment s'appelait-il déjà celui qui chantait "La ballade des gens heureux" ?

– Gérard Lenormand !

– Il ne prenait pas beaucoup de risques, celui-ci, à organiser une balade de gens heureux ; à tout casser, ils ont dû se retrouver à cinq dans la forêt ! Mais le pire, vous savez, c'est que le bonheur, j'y crois toujours. Je ne suis pas du genre féministe blasée de la vie. J'attends mon tour, je ne vous cache pas que ça commence à être long, mais je ne désespère pas.

– Vous avez raison, parce que formidable comme vous êtes, je peux vous dire que vous aurez attendu, mais que votre bonheur sera presque honteux tant il sera grand !

– Vous êtes voyant, vous maintenant ?

– Vous ne le saviez pas ? J'ai tellement de temps libre que je cherchais comment l'occuper... Mais là il ne s'agit pas de voyance, mademoiselle, seulement de clairvoyance et de lucidité. »

Lundi 11 février
Cécilia F, 32 ans
Mariée, 2 enfants

J'ai vu un jour cette fille gaie et drôle, ma patiente depuis plus de dix ans, perdre de son éclat, j'ai senti en elle une certaine tristesse, une forme de résignation. Pourtant, elle ne s'est jamais plainte de sa vie.

Aujourd'hui, elle est différente. Quelque chose a changé en elle, au-delà de son aspect physique. Quand elle s'assied face à moi, je la sens prête à me faire des confidences.

« Je vais quitter mon mari. Ma décision est prise, cette situation ne peut pas durer éternellement.

– Vous avez bien réfléchi ? C'est difficile d'être seule, surtout avec deux petits.

– Et vous ne croyez pas que c'est difficile de rester quand on n'aime plus ? J'ai encore la vie devant moi, je ne peux pas me résigner à trente-deux ans, me dire que l'amour est derrière moi. J'ai l'impression de ne pas être dans ma vie, de faire semblant, je finis par ne plus me supporter.

– Ça fait longtemps que vous y pensez ?

– Trop longtemps... Avant même de tomber enceinte de Maud. Si je ne regrette pas d'avoir fabriqué ce petit amour, ça n'a rien arrangé, bien au contraire.

– Elle a à peine un an, non ?

– Quatorze mois demain, et son frère quatre ans... Quitter leur papa ne changera pas mon quotidien, je les assume intégralement. Lui assume essentiellement et presque uniquement sa carrière, je n'ai plus envie de ça ! Je veux être transportée, ou même être seule à la limite. Oui... seule dans un premier temps, ça me va !

– Et lui, qu'en pense-t-il ?

– Rien pour l'instant, il n'est pas au courant de la nouvelle !

– J'en ai donc la primeur.

– Presque... Je lui ai déjà dit qu'on ne pouvait plus vivre comme ça, que j'étais malheureuse, qu'on allait droit dans le mur et que si ça continuait je partirais. Il ne m'en croit pas capable, en tout cas il n'a rien fait pour que les choses changent. Probablement trop certain que je ne prendrai jamais le risque de perdre une vie aussi confortable. Mais pour moi le bonheur ne se calcule pas en mètres carrés.

– Vous avez raison, mais peut-être a-t-il peur de vous perdre et que cette trouille le met dans l'incapacité de réagir. Beaucoup d'hommes se réfugient dans leur boulot, parfois, pour éviter de se poser trop de questions sur le reste. En même temps, a-t-il le choix de moins travailler ? On est dans une société où pour réussir il faut se battre.

– En tout... Pour réussir sa vie de couple aussi il faut se

battre. Mais, quand on bataille seule, il y a un moment où on baisse les bras...

– Vous avez l'air déterminée et sûre de votre choix. Vous êtes forte de prendre une telle décision.

– C'est surtout depuis que j'ai la certitude de faire le bon choix que je me sens forte. Je suis consciente de ce que je vais devoir affronter, les reproches de la famille, les amis qui vont me tourner le dos, mais surtout mes enfants qui vont être un peu perdus au début. C'est essentiellement pour eux que je dois déborder d'énergie, pour qu'au bout du compte ils se sentent bien.

– Oui, les enfants sont comme des éponges, si vous êtes malheureux ils le ressentent et si vous êtes heureux, ça rejaillit sur eux.

– Il faut aussi que je me blinde contre les jugements des uns et des autres qui savent si bien vous culpabiliser.

– Ces gens-là réagissent ainsi souvent parce qu'ils se sentent renvoyés à leur propre échec, sans doute parce que le courage de partir leur manque ou leur a manqué.

– Pour la première fois depuis longtemps je me sens vivante.

– Ça se voit, et ça vous va bien. »

En la raccompagnant, je mesure dans son regard toute la dimension de sa décision : elle a déjà l'air heureuse.

Les femmes autour de 50 ans

Je les comprends mieux que les autres et je les apprécie beaucoup. Avec elles, j'ai le sentiment de pouvoir mettre en jeu mon expérience médicale et de servir à quelque chose. Face au médecin, elles ont moins d'assurance que leurs benjamines, mais le contact est plus facile : elles sont confiantes.

Je me sens à l'aise et sais que je vais résoudre leurs problèmes médicaux et esthétiques.

Elles sont bien dans leur tête, plus ouvertes sur le monde extérieur, plus abordables parce que moins prétentieuses. Elles ne prétendent pas tout savoir, l'expérience leur a apporté la preuve de leurs connaissances et de leurs lacunes. Elles sont enrichies de leurs désillusions, de leurs bonheurs ou de leurs malheurs. Moins dans le jeu que celles qui ont vingt ans de moins, je les considère plus vraies, plus sincères, plus directes. Elles savent exactement à quoi elles ne sont plus prêtes à renoncer, connaissent parfaitement leurs limites comme leurs capacités de se dépasser.

Elles sont moins en accord avec leur propre corps qui envoie des signaux d'alerte. La ménopause est une étape importante, un cap à franchir. Il faut accepter l'idée de ne plus jamais pouvoir enfanter, même si la décision était prise depuis longtemps. C'est essentiellement de ne plus avoir le choix qui fait peur. Cette inéluctable fuite hormonale est reconnue depuis trop peu de temps comme source de modifications profondes.

Tandis que les traitements hormonaux sont tantôt plébiscités, tantôt décriés.

La peur du déclin physique les angoisse. Elles s'imaginent aux portes de la vieillesse, savent qu'elles ont vécu plus de temps que ce qui leur reste à vivre.

Mais la séduction est une arme qu'elles ne veulent pas ranger dans un placard, reléguée au rang des souvenirs. Elles ont envie de pouvoir captiver le regard d'un homme, encore et toujours. Elles sont belles et revendiquent de le rester, lisent les journaux et réclament que la médecine leur apporte ce que les progrès de la science leur promettent.

Les médias nous bombardent d'images de perfection esthétique, agression permanente dans les magazines, à la télévision, sur les affiches où l'image de la femme doit correspondre à la jeunesse éternelle et où les mannequins sont à la retraite à vingt et un ans !

Interdit de vieillir est devenu le mot d'ordre à respecter, l'obligation absolue pour être digne d'être désirable. La gent masculine est conditionnée, la référence féminine mesure 1,70 mètre, pèse cinquante kilos, exhibe des seins qui ne subissent pas les lois de la gravité, n'a ni rides ni cellulite. La cyberfemelle doit devenir réalité.

Alors, les femmes sont perdues et ont besoin d'être canalisées. Après avoir fait le tour des diététiciens, dermatologues et chirurgiens esthétiques, elles ne savent plus qu'inventer pour estomper les effets du temps qui passe, pour arrêter de se voir vieillir. Elles sont perdues entre leur copine liftée qui a rajeuni de dix ans et celle qui après avoir subi la même intervention ressemble à un poisson-chat !

D'où la nécessité de consulter leur médecin, surtout s'il est leur confident. Voici ce que je pourrais dire d'elles.

Les abandonnées

Leur mari est parti depuis longtemps. Les enfants sont plus autonomes et les sollicitent moins. Elles ont organisé leur vie autour de leurs copines qui vivent la même situation. Elles se sentent libres et ne s'ennuient pas, partagées entre vie professionnelle, sorties culturelles, gymnastique et danse.

Elles sont seules mais assument bien cette situation même si il ne s'agit pas d'un choix de vie à l'origine. Elles ont eu du mal à encaisser le choc de la séparation, à se résoudre à n'être plus aimée par celui qui était tout pour elles, l'homme de leur vie, le père de leurs enfants. Avec le temps, elles ont fini par accepter la fin de cette histoire. Aujourd'hui, elles se sont adaptées et réalisent qu'elles s'amusent plus que lorsqu'elles jouaient le rôle de mère et d'épouse parfaite.

Les hommes sont plus souvent à côté qu'au sein de leur vie. Ceux de leur âge et plus... ne sont pas pour elles : la majorité de ces hommes sont enfermés dans leur carrière et n'existent comme partenaires qu'une fois tous les deux mois.

Elles n'aiment pas les compromis, sont exigeantes et préfèrent être seules que mal accompagnées, n'ont pas envie d'aller vers n'importe qui et ont du mal à trouver leur équivalent. Contrairement à la majorité des hommes, la solitude ne les effraie pas au point d'accepter le premier mâle qu'elles croisent. Avoir une vie sexuelle pauvre ne leur monte pas au cerveau. Elles ont une capacité à vivre une sexualité limitée, en terme de fréquence des rapports, sans en être perturbées. Les aventures d'un soir ne les tentent pas, elles revendiquent de l'amour et leur épanouissement ne se nourrit pas uniquement de contacts physiques.

En couple... mais malheureuses

Après vingt-cinq années de mariage, elles se retrouvent seules avec leur homme, le même depuis toutes ces années. Les enfants sont partis de la maison, le couple se retrouve en tête à tête, sauf que les excitations des débuts de leur union n'existent plus, c'est l'époque du bilan.

Elles sont trop souvent face à leur miroir qui ne réfléchit que leur image et les mène à des réflexions d'évidence : le temps qui semble être passé trop vite a laissé des marques insidieuses sur leur physique. Elles voient apparaître quelques rides, des rondeurs supplémentaires, de la cellulite à droite, à gauche...

Leurs maris jouent les vieux beaux et le vieillissement leur a donné encore plus de charme, ils en ont presque fait un allié. Ils regardent les femmes plus jeunes, ils les regardent toutes... sauf elles ! Ce qui les conforte dans leur malaise.

A coup de peelings, botox, épilation électrique, liftings, elles cherchent la solution mais l'excès ne mène à rien. Elles sont souvent insatisfaites des résultats car cette course à la jeunesse est la traduction d'un profond mal-être plutôt que d'un réel besoin.

D'ailleurs ce mari qui ne les regarde pas assez et à qui elles ont envie de plaire ne voit pas la nécessité de ce déploiement d'interventions esthétiques. Leur conjoint aurait plutôt tendance à freiner cette escalade, conscient qu'elle ne va pas modifier la pénurie de désir. D'autres hommes s'opposent à toute intervention par peur de voir leur femme s'échapper vers d'autres horizons.

Toutes ces métamorphoses ne résolvent pas leurs problèmes de couple. Elles sont malheureuses mais ne veulent pas partir par peur de la solitude. Souvent elles savent que leur mari les trompe et sont brisées par ses mensonges et ses trahisons. Lui, un jour ou l'autre, a été pris en flagrant délit, a fini par avouer, mais considère ses incartades comme des parenthèses dans leur vie et ne s'imagine pas vivre sans elles.

Elles, remettent en question l'historique de leur couple. Pourquoi respecter les règles si elles sont les seules à jouer le jeu ? Or la solution de prendre un amant n'est valable que si l'envie d'un autre homme existe, s'il s'agit d'assouvir leurs désirs étouffés par ces fameuses règles du jeu qui ont volé en éclats. Mais si le désir n'existe pas... Se forcer à tomber dans les bras d'un autre n'est d'aucun secours.

A cet âge, les femmes qui prennent la décision de partir sont celles qui en ont les moyens, qui ont une certaine indépendance financière. Si tout au long de ces années de couple elles ont connu une vie confortable, la perte de tous ces acquis est loin d'être un détail et relève véritablement d'un changement radical de mode de vie. Pour celles qui ne sont pas autonomes financièrement, cet aspect pèse lourd dans la balance de la liberté.

Le meilleur garant de la solidité du couple : avoir les moyens de partir pour être convaincu de son envie de rester.

Elles cherchent à obtenir mon point de vue, me considèrent comme leur confident et pensent trouver la solution avec moi. Je ne peux que leur conseiller de réfléchir, savoir profiter des incidents de la vie pour pouvoir tout reprendre de zéro. Analyser ce qui ne fonctionne plus, réfléchir à ce qu'elles souhaitent profondément, faire un point sur l'amour qu'elles éprouvent, s'il en reste, pour cet homme. Rebâtir à partir de ces nouveaux désirs.

Sexuellement il faut réapprendre des gestes oubliés, se sortir de la routine.

Le plus grand danger et le plus fréquent dans un couple est de s'habituer à ne rien faire ensemble.

En couple et amoureuses à perpétuité

Elles viennent très souvent accompagnées de leur mari. Ils partagent tout et pour moi, l'un ne va pas sans l'autre. D'ailleurs c'est lui qui clame : « Je viens voir mon gynéco ! »

Lui, n'a rien d'un macho et sa présence dans mon cabinet est plus le reflet d'une solide complicité que d'une curiosité malsaine.

Ils ont réussi à se comprendre à respecter les envies de l'autre, ils ont adopté spontanément un autre mode relationnel. La confiance les a amenés à se laisser suffisamment d'indépendance pour respecter les désirs de chacun. Leur vie sexuelle est suffisante pour créer des moments de tendresse, d'échange, de dialogue et d'amour. Ils ne sont pas dans une boulimie de sexe. Ils se laissent des instants de liberté, des loisirs pour mieux se retrouver. Mais ils ont aussi appris à faire des choses ensemble, à voyager, à rencontrer des gens.

Ils ne sont pas constamment dans l'intensité des émotions et des vibrations... Mais quelle importance ? Ils sont en osmose et leur complicité est bien plus importante et plus riche que des excitations éphémères. Je tire mon chapeau à ceux qui en sont arrivés là.

Avec l'expérience, je dois reconnaître que ces couples sont souvent le fruit d'une deuxième union. Ils se sont rencontrés après la quarantaine, à l'âge où les personnalités n'évoluent plus de façon radicale.

J'ai face à moi des femmes épanouies, radieuses et conscientes chaque jour de leur bonheur. Elles prennent soin d'elles et s'aiment assez pour ne pas se laisser envahir par la jalousie incontrôlée et donc injustifiée. Elles font confiance à leur conjoint et ne se sont pas enfermées dans l'amour comme dans une prison.

Jeudi 28 juin
Marianne B., 56 ans

Depuis quinze ans que je la connais, jamais je ne l'ai vue aussi belle et rayonnante. Elle resplendit de bonheur.

« Laissez moi vous admirer. Quelle métamorphose depuis six mois !

– Si vous voulez connaître mon secret, annulez sans hésiter vos prochaines consultations, parce que j'en ai au moins pour l'après-midi !

– Avec la tête que vous avez, votre secret n'en est un pour personne ; si vous voulez mon avis, et je suis bien placé pour le savoir, il n'y a qu'une chose au monde qui transforme une femme à ce point : ça s'appelle l'amour !

– J'avais oublié ce sentiment, en tout cas j'avais fait une croix dessus parce que la vie ne m'avait pas laissé d'autre choix que de me résigner à vivre sur des souvenirs. Et... Il est arrivé... l'homme magnifique !

– De quelle planète ?

– La même que la mienne !

– Je suis heureux de constater que votre grande théorie sur la gent masculine n'est plus aussi catégorique qu'avant.

– Vous voulez que je fasse mon mea culpa. D'accord, je

m'incline, je reconnais que vous aviez raison, il y a des exceptions. Non, ils ne sont pas tous égoïstes, lâches et primaires. Mais mon ex-mari correspondait parfaitement à ce portrait-robot et c'est lui qui m'a induite en erreur. »

Je lui rappelle que j'aurais été ravi de refaire le monde et de parler de l'amour devant un thé et quelques macarons, mais malheureusement le devoir m'appelle et je dois l'examiner.

Elle se lève et part donc se déshabiller.

Je découvre son corps aminci et une grâce naturelle imperceptible jusqu'à présent émane de tout son être. La chrysalide est devenue papillon. Tout en elle reflète le bonheur d'une quête aboutie.

Lui proposer de s'exhiber dans la salle d'attente pour redonner espoir à celles qui n'y croient plus.

Vendredi 3 avril
Christine M., 54 ans
1re visite

Depuis le temps qu'elle entend parler de moi, elle est ravie de me rencontrer enfin !

Elle avait hâte de voir si j'étais bien réel ! Elle dit n'avoir entendu que des éloges me concernant – efficace, très psychologue et charmant –, les femmes qui sortent de mon cabinet se sentent revivre, encore plus belles. Quel programme !

Jusqu'à présent, elle était suivie par une femme, mais les commentaires dithyrambiques de ses collègues lui ont donné envie de changer. En plus, les gynécologues hommes sont paraît-il plus doux.

Je lui souris, bercé par cette vague de compliments. Depuis ce matin, je suis dans une douce torpeur dont je n'arrive pas à m'extirper. Je suis arrivé à un état d'épuisement maximal. Depuis le début de la semaine, les urgences n'ont été que nocturnes. Tout s'arrête à la levée du jour, excepté les consultations.

Moi : Quel âge avez-vous ?
Elle : Cinquante-quatre ans !
Moi, euphorique : Ah ! vous êtes d'occasion...
Elle, à la place des yeux : deux kalachnikovs.
Je me reprends : « Je veux dire, vous êtes une bonne occase... »

Qu'est-ce qui m'arrive ? Ai-je décidé de lui prouver que je ne suis absolument pas à la hauteur de ma réputation ? Comment devenir goujat en moins d'une minute est vraisemblablement mon challenge de la journée... C'est gagné !

Je lis dans son regard une lueur gigantesque de désespoir. Je suis confus mais n'arrive pas à lui prouver, je ne la connais pas suffisamment pour lui raconter ma vie. D'ailleurs elle n'est pas venue pour ça.

C'était sa première consultation avec moi, et sans aucun doute la dernière !

Ajouter mon nom dans le Who's Who *des goujats.*

Mardi 22 mai
Florence G., 55 ans
Visite de routine

Claquement de porte, entrée en fanfare. Débordante d'énergie, elle s'assied tout sourire. Depuis sa dernière visite, sa vie a quelque peu changé : nouveau boulot, nouveau mari et premier lifting offert par ce dernier ! Que du bonheur...

Après quelques éclaircissements sur les raisons de cette nouvelle vie, je l'examine, puis elle revient s'asseoir face à moi.

J'ai posé sur mon bureau une photo de chacun de mes enfants. Pour moi... parce que j'ai envie de les avoir tout près de moi...

Je sens son regard attiré par le cadre dans lequel trône mon petit dernier, elle se penche... pour s'assurer de sa vision. Il est vrai que je suis papa pour la troisième fois depuis peu de temps.

J'attends alors la question tant redoutée... Elle arrive sans tarder :

« Vous êtes grand-père ?

– Oui, c'est ça ! »

Et pourquoi pas arrière-grand-père pendant qu'on y est ?

Il est des jours où je brandis instantanément l'étendard de ma paternité. Aujourd'hui, sans doute poussé par la fatigue, j'ai décidé d'abdiquer... Ce qui n'arrête pas le flot de commentaires désastreux :

« Votre aîné n'a pas perdu de temps, c'est pas un peu de la folie à notre époque d'être papa à vingt-deux ans ? »

– Je ne sais pas, laissez-moi réfléchir... J'hésite : qu'y a-t-il de plus fou selon vous, être papa à vingt-deux ou à cinquante ans ? Quel est l'âge limite pour procréer ? Existe-t-il une date de péremption pour être un bon père ? »

Elle a dû faire une thèse sur la question.

« Rassurez-vous, il est à moi... La vérité est que je suis un papa tellement formidable que je ne pouvais pas priver un nouvel enfant de m'avoir comme père ! »

Elle est scotchée, partagée entre l'envie de me poser mille questions et celle de n'en avoir jamais posé aucune. Je lui souris et me lève pour donner le signal de la fin de la consultation.

Ne pas oublier de procréer l'année de mes quatre-vingt-dix ans...

Et envoyer un faire-part de naissance à toutes les patientes qui m'auront proclamé vieillard avant l'heure !

Jeudi 29 avril
Martine M., 50 ans
Directrice de communication

C'est toujours un plaisir de la voir. Dynamique, souriante, son charme rivalise avec son intelligence.

Elle est confrontée aux premiers signes de la ménopause et s'interroge sur ce qu'elle appelle sa descente aux Enfers.

« J'ai tenu le choc du poids des ans jusqu'à présent, mais j'ai le sentiment d'être sur la mauvaise pente.

– Moi, je vous trouve très en beauté. Si je vous croisais dans la rue je ne pourrais pas me retenir de vous siffler !

– Vous dites ça parce que vous n'avez pas vos lunettes. Je me sens moche comme un pou, j'ai des bouffées de chaleur en permanence, j'ouvre les fenêtres quand tout le monde grelotte, je les referme quand les autres transpirent. Je ne dors plus de la nuit, j'ai pris quatre kilos en deux mois... En résumé, si ça continue, je sens que je vais m'aimer à la folie ces prochaines années !

– Pas de panique, nous sommes aujourd'hui en mesure de combattre tous ces symptômes.

– Les combattre en me transformant en sculpture de Botero, non merci...

– Là, vous confondez avec votre mère et vos grand-mères. C'est justement parce que les traitements hormonaux n'existaient pas à l'époque qu'elles ont grossi !

– La plupart des magazines ne sont pas d'accord avec vous.

– Tant mieux, moi non plus ! Mon premier conseil est que vous arrêtiez de lire ces articles qui disent tout et leur contraire. Mon deuxième, que vous fassiez confiance à un spécialiste. Je n'ai qu'un désir : que vous vous sentiez bien et on va tout faire pour !

– C'est le début de la vieillesse et je ne l'ai même pas sentie venir...

– Des vieilles comme vous, on aimerait en voir plus souvent dans les hospices ! Parlons de l'amour dans tout ça : avez-vous moins envie de faire des galipettes en ce moment ? »

Elle hésite à répondre, mais saisit avec soulagement la perche que je lui ai tendue :

« Oui, nettement moins... De toute façon, quand j'en ai envie, mon corps ne suit pas, si vous voyez ce que je veux dire. Je suis sèche comme le Sahara. Mon homme commence à douter de l'effet qu'il produit sur moi. J'ai bien peur qu'il se décide à tester sa capacité à exciter une femme sur un spécimen plus réceptif... et ça ne va pas être difficile à trouver !

– Vos hormones chutent et votre moral aussi, c'est d'une banalité à pleurer. Vous voyez tout en noir, vous vous trouvez moche et votre entourage vous jure que vous êtes infernale. Mais tout cela ne va pas durer, je vais trouver le traitement adéquat pour vous rendre la vie belle ! »

A propos du traitement hormonal ou THS

Depuis vingt-cinq ans il est le symbole de prolongation de la jeunesse, le fer de lance des gynécologues du monde entier. Jadis réservé aux citadines, il est aujourd'hui répandu jusque dans les campagnes. C'est jusqu'à présent le seul remède efficace pour combattre les effets secondaires de la ménopause.

Qui aurait envie de prendre du poids, d'avoir la peau sèche, une libido diminuée, des rhumatismes, des humeurs changeantes, les classiques bouffées de chaleur qui, pour ne pas être systématiques, n'en sont pas moins fréquentes ? Qui pourrait résister à l'envie de ne pas vieillir précocement, de se sentir belle, en forme avec une peau entretenue et élastique ?

Et quel médecin n'aurait pas envie de traiter ses patientes pour leur assurer, en plus du confort, une protection cardiovasculaire et osseuse ?

C'est ce qui se disait jusque-là...

Les produits substitutifs multiples et le panel de doses permettent d'adapter à chacune un traitement adéquat. L'avantage du traitement est, par ailleurs, de fidéliser la patiente à son médecin, de la voir régulièrement et par la même occasion d'exercer une surveillance stricte, clinique, radiologique (mammographie) et cytologique (frottis).

En l'absence de contre-indications médicales classiques, comme les maladies cardiovasculaires importantes, les tumeurs du sein, ou les maladies hépatiques chroniques, le traitement hormonal substitutif a fait le bonheur de millions de femmes du monde entier, à condition d'associer, quelle que soit leur forme, des œstrogènes à de la progestérone.

Les voies d'administration étaient jusqu'à présent extraordinairement variées et adaptées à chacune :

– traitement percutané (crèmes), le favori des Françaises,
– patchs, plus appréciés par les Anglo-Saxonnes,
– Nébulisations nasales qui apportent un confort,
– Comprimés classiques.

Un des avantages de ce traitement est de décider ou non d'avoir des règles car, sous THS, elles sont artificielles. Il ne s'agit que d'une coquetterie physiologiquement inutile : alors que les Anglo-Saxonnes se réjouissent de ne plus avoir de règles, les Latines demandent à les conserver, au moins les premières années de la ménopause.

Tout allait pour le mieux dans le meilleur des mondes lorsque, il y a deux ans, une étude américaine déclarait que sous traitement hormonal les cancers du sein avaient augmenté de manière significative, et que l'association œstrogènes-progestérone entraînait des accidents cardiovasculaires importants.

Si on savait déjà, sans se le cacher, que les cancers du sein avaient augmenté d'une manière infime, ces problèmes cardiovasculaires étaient une nouveauté...

Les Français ont répondu aux Américains que leurs doses d'œstrogènes étaient deux fois à deux fois et demie plus élevées que chez nous, que leur mode d'administration – toujours sous forme de comprimés et donc passant par le circuit hépatique – pouvait chez certaines personnes fragiles entraîner plus de danger ; que leur étude portait sur une population globalement à risques, les Américains ayant un pourcentage plus élevé d'obèses, de diabétiques et d'hypertendus.

Il fallait comparer ce qui était comparable !

La polémique semblait résolue lorsqu'une étude anglaise est venue récemment corroborer l'étude américaine, d'une manière moins alarmiste, mais insistant sur les précautions à prendre quant aux accidents cardiovasculaires.

Imaginez, ces nombreuses femmes sous traitement, à l'écoute du journal télévisé de 20 heures ! Un grand nombre d'entre elles ont arrêté spontanément et brutalement leur traitement. Les gynécologues se retrouvent aujourd'hui avec des pathologies nouvelles de femmes qui se sentent mal, tiraillées entre l'envie de prendre ce traitement et la peur de ses conséquences.

L'intérêt de cette cabale a posteriori, extrêmement exagérée par les Anglo-Saxons, c'est qu'elle nous aura permis de faire notre autocritique, de revoir cas par cas la nécessité de traiter ou pas, de continuer ou de supprimer un traitement et de l'adapter.

Aujourd'hui, où est la vérité ?

Un consensus est établi entre la plupart des médecins en Europe : Il faut absolument continuer le THS s'il s'avère nécessaire, après avoir éliminé tous les risques, même héréditaires. A dose la plus faible efficace, pendant une durée limitée à dix ans maximum, en utilisant de préférence la voie percutanée.

Il faut également privilégier autant que possible les produits naturels comme les comprimés de soja. Cet aliment largement consommé dans les populations asiatiques connaît en France un essor grandissant justifié par ses nombreuses vertus bénéfiques : riche en protéines et pauvre en cholestérol, il contient également des isoflavones qui ont des propriétés antioxydantes et une structure semblables aux œstrogènes. D'ailleurs au Japon, moins de 25 % de femmes se plaignent des symptômes liés à la ménopause.

A partir du moment où on dit non au traitement hormonal, il faut impérativement compenser par des substituts, aussi nombreux qu'efficaces :

– Pour la peau, la vitamine A et E, le sélénium,

– Pour les os, du calcium à associer à la vitamine D pour lutter contre l'ostéoporose,

– Pour la forme, des mélanges de sels minéraux,

– Pour une protection vasculaire et antidépressive, les oméga 3.

Enfin, il importe comme toujours que le dialogue s'établisse entre la patiente et son médecin afin qu'il puisse adapter le meilleur traitement en tenant compte des besoins réels de celle-ci.

Jeudi 10 juin
Dominique T., 51 ans

Elle m'attend dans le couloir, entre la salle d'attente et mon bureau. Elle n'a pas pris rendez-vous mais trépigne d'impatience à l'idée de me voir, elle a quelque chose de très important à me montrer. Je la fais patienter une demi-heure supplémentaire avant de pouvoir la recevoir.

« Il fallait absolument que je vous voie, je ne vais pas être longue.

– Prenez au moins le temps de vous asseoir.

– Non, c'est mieux si je reste debout. »

Je mets alors mes lunettes, une façon de prouver que je suis tout ouïe.

Elle se rapproche de moi et dégrafe furieusement son chemisier en clamant :

« Je suis venue vous présenter mes nouveaux seins ! »

J'ai envie de lui répondre que je suis enchanté de faire leur connaissance mais qu'il n'y avait pas urgence à faire les présentations aussi rapidement.

« C'est très réussi, bravo !

– C'est le chirurgien que vous m'aviez conseillé, qui m'a

opérée. Je suis tellement heureuse du résultat que je voulais vous donner la primeur de cette vision.

– C'est gentil ; vous êtes magnifique, vraiment.

– Attendez la suite... le mois prochain j'investis dans une nouvelle paire de fesses... je vous montrerai...

– Arrêtez-vous un peu. Ces derniers temps j'ai l'impression que vous passez plus de temps que moi dans les blocs opératoires. Dites-moi tout : vous avez des soucis avec le fisc ? Vous avez décidé de devenir méconnaissable pour pouvoir changer d'identité ? »

Elle rit si fort que je redoute qu'elle fasse péter son dernier lifting... Enfin, elle se reprend, peut-être consciente du danger, et déclare :

« Je me sens tellement mieux dans ma peau depuis.

– Permettez-moi d'en douter, après chaque opération vous trouvez une nouvelle partie de votre corps à retoucher.

– C'est justement pour qu'on ait envie de me toucher davantage !

– Et ça marche ?

– Euh... Ce n'est pas encore tout à fait au point. C'est pour ça que je persévère.

– Vous vous trompez, Dominique, la conquête de l'autre ne se résume pas à une apparence physique. Vous êtes belle, mais vous ne vous aimez pas suffisamment. Trouvez un moyen d'avoir plus confiance en vous. Cette course à la chirurgie esthétique n'a pas l'air de vous rendre plus heureuse. Promettez-moi d'y réfléchir. »

Proposer aux femmes de regarder un peu plus celles qui sont moins jolies qu'elles.

La démarche inverse fait trop de ravages.

Mercredi 27 novembre
Claire N., 55 ans
Mariée, 3 enfants

Je suis tellement sous le choc de sa nouvelle personnalité que j'ai failli ne pas la reconnaître et la raccompagner dans la salle d'attente, persuadé qu'elle avait pris la place d'une autre. Mais, si ce n'est qu'elle est devenue blonde, qu'elle paraît avoir dix ans de moins, qu'elle a fait un casse chez Pamela Anderson pour lui voler sa paire de seins, c'est bien elle !

« C'est la première fois que je lis une telle surprise sur votre visage !

– Il faut reconnaître que depuis votre dernier rendez-vous, vous êtes métamorphosée !

– C'est à cause de mon mari...

– Il doit avoir l'impression de vivre avec une autre femme.

– Pour lui, ce n'est pas seulement une impression, il m'a quittée ! Pour une petite pétasse de vingt-huit ans, un genre de top model d'une vulgarité sans nom. Je sentais depuis un moment qu'il avait une histoire un peu plus sérieuse que les autres, eh bien celle-là, elle a gagné le pompon... Pour une fois, je dois reconnaître qu'il a été moins lâche que je ne l'imaginais, il est parti vivre avec elle.

– Je suis vraiment désolé pour vous.

– Ça fait six mois aujourd'hui, j'ai eu le temps de digérer la pilule... Il est parti tellement rapidement qu'il n'a pas pris le temps de régler certains détails, comme notre compte commun, donc ma petite vengeance a été d'en user et d'en abuser ! Je me suis fait faire un lifting et des nouveaux seins ! Sans compter quelques petits bijoux qui me vont à ravir !

– Vous lui avez évité d'avoir à se creuser la tête pour vous trouver un cadeau d'adieu !

– Oui, avouez que c'est très généreux de ma part. Ce qui ne m'a pas empêché de verser des litres de larmes, tout en me donnant l'occasion de sourire...

– En tout cas, je vous trouve très belle, et ça m'étonnerait que vous restiez seule très longtemps.

– Vous savez, après vingt ans de vie commune balayés par une petite greluche qui a un cerveau de la taille de celui d'un moineau, je ne suis pas prête à me lancer dans une nouvelle histoire d'amour. Pour l'instant, je vais me reconstruire, si j'y arrive, essayer de m'occuper un peu plus de moi. Quand je pense qu'il jugeait avec hauteur les hommes de son âge qui se laissaient embobiner par des petites jeunes... Pauvre crétin, il n'a pas dérogé à la règle, si brillant soit-il !

– Considérez aujourd'hui que pour vous aussi, c'est une nouvelle vie qui démarre.

– Enfin, à mon âge je ne peux pas en attendre grand-chose, à part faire succomber un homme de soixante-dix ans...

– Vous vous trompez, je connais beaucoup de femmes de votre âge qui sont avec des hommes plus jeunes qu'elles. A notre époque, une femme de cinquante ans n'est pas une vieille, au contraire, elle a en elle un pouvoir de séduction considérable.

– Je ne demande qu'à vous croire... »

Je l'ai revue un an plus tard. Elle file le parfait amour avec un certain Marc... qui a dix ans de moins qu'elle.

A propos de chirurgie esthétique...

Tout gynécologue représente une mine d'or pour les chirurgiens esthétiques. Ils me sollicitent régulièrement; certains sont proches du harcèlement. Mais j'ai le métier idéal pour constater les compétences et incompétences de la plupart d'entre eux. Jamais je ne recommande un médecin dont je ne connais pas la réputation et je sais très précisément lequel est un bon et quel est son domaine de prédilection.

Je ne suis pas juge et mon rôle n'est pas de me prononcer pour affirmer que telle ou telle femme doit avoir recours à une intervention esthétique. La décision n'appartient qu'à elle, à son désir profond et à ses propres motivations.

Si elles s'en ressentent plus belles, en accord avec l'image qu'elles souhaitent refléter, le but est atteint.

Les raisons qui poussent les femmes vers la chirurgie esthétique jouent un rôle déterminant dans la satisfaction qu'elles tireront du résultat final.

Quel que soit le brio du bistouri de son chirurgien, si elle a pris la décision de l'intervention pour de mauvaises raisons, elle sera insatisfaite et déçue. Si elle est en pleine crise identitaire, en conflit psychique parce qu'elle a perdu l'homme qu'elle aime ou son job, elle le regrettera parce que sa quête est plus profonde qu'un détail physique.

Ces femmes-là tombent facilement dans un engrenage infernal, cherchant sans limites des nouvelles parties de leur corps à remodeler.

La mission des médecins est de comprendre ce que cache leur envie d'avoir recours à cette chirurgie. Franchir le pas de l'opération est une étape délicate ; subir une intervention n'est jamais une partie de plaisir et l'angoisse des jours et des nuits qui précèdent est indéniable. Quand on n'a pas le choix parce que la santé est en jeu, la décision appartient au corps médical.

Mais, quand il s'agit d'esthétique, elle n'appartient qu'à soi et le pour et le contre s'affrontent comme deux ennemis.

Les médias rallongent la sauce, entre l'interview de ceux qui donnent par leur seul passage à la télévision une impression de compétence et de notoriété qu'ils n'ont pas toujours et les émissions catastrophes où on ne voit que les « accidentés » de la chirurgie qui amènent à la conclusion que toute intervention est synonyme de complications.

Oui, il existe des usines du « rendre beau » qui exploitent le mal-être à la chaîne et abusent de leur pouvoir pour convaincre des personnes influençables dans le seul but d'amasser un maximum d'argent.

Oui, il y a des excès, menant au triste constat de femmes désabusées qui à force de vouloir devenir différentes se ressemblent toutes.

J'ai vu certaines de mes patientes abîmées par des opérations : des seins agressifs comme des obus, d'énormes cicatrices de réductions mammaire qui ne correspondent jamais aux photos qu'elles ont pu voir avant, des liftings qui ont gommé toute trace d'expression, des liposuccions ratées en forme de tôle ondulée, des cicatrices épouvantables, des nez qui n'ont de commun avec cet appendice que la zone qu'ils occupent.

Bien sûr, chaque acte chirurgical comporte des risques, je suis bien placé pour le savoir, mais il existe une frontière entre des suites opératoires incontrôlables et un bâclage évident.

Ce sont ces médecins-là, qui ne sont ni plasticiens ni chirurgiens, parfois même pas spécialistes, qui, par leurs pratiques, portent préjudice à cette profession si difficile et si délicate. J'ai vu, en France et à l'étranger :

– Des réseaux mis en place. Des coiffeurs ou des esthéticiennes intéressés aux bénéfices, incitent leurs clientes à aller consulter ces fameux plasticiens. Dans leurs salons, on peut trouver, innocemment posées, des plaquettes publicitaires avec les cartes de visite de chirurgiens esthétiques.

– Des femmes jeunes ou moins, célèbres ou anonymes, belles en tout cas, se voient proposer le privilège d'être opérées gratuitement à condition qu'elles l'affichent et qu'elles clament en tous lieux le nom de celui qui les a embellies.

– Certains établissements se sont acoquinés avec des organismes de crédit représentés dans le hall d'accueil afin que les tarifs exorbitants ne soient pas un obstacle à la prise de décision.

Sur la place de Paris, de Rome ou d'ailleurs, ce sont les mêmes qui se vantent auprès de leurs futures patientes d'avoir opéré une brochette de célébrités, en citant leurs noms ! Le seul véritable responsable ne divulgue jamais rien, respectueux d'un secret professionnel qui paraît être devenu une valeur obsolète.

Ce métier, en pleine expansion depuis une quinzaine d'années, est parfois devenu un commerce lucratif de vendeurs de rêves, de bonheurs fictifs, d'illusions trop apparentes.

De jeunes plasticiens sont arrivés innocemment sur le marché parisien et ont essayé de baisser les prix pour les ramener à leur juste valeur... Pauvres pleins d'illusions ! Ils se sont faits descendre par les anciens et par la complicité inconsciente des patientes elles-mêmes selon le principe que « moins cher équivaut obligatoirement à moins bien » !

On aurait pu croire que les limites d'une certaine chirurgie esthétique avaient été atteintes, ou en tout cas ne seraient pas franchies. Erreur d'évaluation, le pire est toujours à venir !

Une nouvelle spécialité est née : regonfleur de pénis ! Une injection de graisse dans le sexe est censée le rendre plus volumineux... Le résultat relève du domaine de l'agroalimentaire : une paupiette sans ficelle ! Ces malheureux hommes se retrouvent avec un pénis gonflé, irrégulier sans compter les risques de complications pouvant tourner à la catastrophe.

En ce qui me concerne, j'ai plus de plaisir à pratiquer un acte de chirurgie compliqué pour une stérilité, avec à la clé l'immense bonheur de voir cette femme enceinte, que la moindre chirurgie facile qui malgré tout rapporte dix fois plus.

A chacun sa vocation...

Heureusement, la majorité de ces chirurgiens sont de véritables artisans de la beauté, des réparateurs, des embellisseurs. Ces excellents praticiens sont de vrais passionnés, des amoureux de leur métier et ont un véritable bonheur à rendre les femmes plus heureuses. Psychologues et professionnels avant tout, ils savent refuser une intervention lorsqu'elle est inutile. Ils sont conscients du fait que le pouvoir de séduire est au fond de chacun de nous et qu'il ne se résume pas à une apparence physique. Ce sont des modérés qui laissent le temps nécessaire à leur patiente pour prendre la décision finale. Ce sont des hommes qui, conscients que chaque femme est différente, savent la transformer sans modifier radicalement sa personnalité. Ils prennent le temps d'œuvrer consciencieusement, ne travaillent pas à la chaîne. Ils ont en eux le respect de l'individu et de réelles compétences. Grâce à eux, j'ai pu voir des nez extraordinaires, véritables œuvres d'art, des seins à leur juste taille, des liposuccions symétriques et bien faites.

Au-delà de tout, j'ai vu des femmes reprendre confiance en elles, s'épanouir et rayonner.

Combien de femmes se sont senties revivre grâce à une intervention qui les a libérées d'un complexe qui leur laissait croire qu'elles n'étaient pas assez jolies pour être aimées !

Mais plus que la transformation physique, c'est leur comportement tout entier qui se modifie. Elles s'aiment mieux, se sentent différentes. Leur façon de s'habiller change, elles s'autorisent ce qu'elles s'interdisaient auparavant : soit des décolletés agrémentés de leur nouvelle poitrine, soit des minijupes qui mettent en valeur des jambes qu'elles n'osaient plus dévoiler.

C'est à ces sculpteurs de corps que je tiens à rendre hommage, ces médecins qui font partie de mon entourage.

Les 60 ans et plus...

Je leur voue un respect et une tendresse infinie.

Elles n'ont pas d'âge et dire qu'elles ont soixante ans ou plus n'a pas de signification pour moi : il s'agit seulement d'un indicateur du temps écoulé, celui qui a fait d'elles ce qu'elles sont aujourd'hui.

Certaines sont irrésistibles : si la jeunesse les a quittées, elles se sont parées d'autres atouts ô combien précieux qui renforcent leur éternelle féminité.

Elles ont traversé la vie du mieux qu'elles ont pu, avec leur lot de bonheurs et de malheurs injustement répartis entre chacune d'entre elles. Lucides et conscientes du fait que la vie se rétrécit à mesure qu'elle s'allonge, elles savourent avec sérénité ce délai supplémentaire qui leur est accordé.

Certaines ont acquis une sagesse qui me fascine. Ce sont mes grandes amours...

Jeudi 18 janvier
Yvonne B., 85 ans
Dernière poétesse de ce siècle

Elle a tout d'une grande dame, un pied de nez au mètre cinquante que la nature lui a péniblement accordé.

On discute quelques instants de la vie qu'elle connaît bien, puis je la laisse pudiquement se déshabiller derrière le paravent. Comme toujours, je la retrouve nue, son corps chétif, tatoué par l'usure du temps, trône si fragile, si petit sur la table. Il n'y a qu'un accessoire de son extraordinaire féminité qu'elle n'enlève jamais : sa grande capeline. Sans aucun doute pour paraître plus digne dans sa nudité.

Je ne m'en étonne plus, m'incline devant tant de beauté.

Les rôles s'inversent, je suis intimidé par cette femme sublime qui a traversé les années sans se perdre ni tricher avec le temps, qui impose un immense respect.

Pendant que je l'examine, elle me fait le plus beau des cadeaux, elle déclame des poèmes, ses poèmes. C'est le moment que j'attendais... un instant magique, hors du temps et des conventions.

Elle illumine mes journées chaque fois qu'elle passe le pas de ma porte. Je suis amoureux...

Non, je l'aime... J'espère qu'elle le sait.

Vendredi 25 janvier, 10 heures
Germaine D., 61 ans
Patiente depuis 8 ans

Elle est très très heureuse de me voir ; elle n'a aucun problème, mais ça lui fait tellement plaisir... Et pourtant trois heures et demie pour faire seulement deux cents kilomètres, il y a de quoi vous mettre à bout de nerfs. Eh bien pas du tout !

Retraitée depuis six ans, elle s'est retirée avec son mari dans une campagne plus reculée qu'on ne peut l'imaginer.

Elle s'est fixée un objectif de trois visites annuelles, plus pour communiquer avec un être humain que par nécessité médicale. D'ailleurs elle se porte très bien, n'a plus de rapports sexuels avec âme qui vive depuis un temps... inavouable. Elle adore discuter avec moi, enfin, dans les moments où elle me voit, trop rares à son goût. Son monologue commence avec les secrétaires, se poursuit dans la salle d'attente, mais le bouquet final, elle me le réserve, à moi, rien qu'à moi !

Je n'ai pas à lui répondre, mon regard et mes sourires compatissants lui suffisent. D'ailleurs, rien ne l'arrête, ni l'entrée fracassante de mon assistante, ni les coups de fil intempestifs d'une urgence... Une véritable diarrhée verbale.

Des amis, elle n'en a plus, ses deux enfants ne se souviennent d'elle que trop rarement et elle n'adresse plus la parole à son mari depuis le jour où elle a découvert qu'il fréquentait assidûment une tripotée de « greluches ». Sa récente opération de la prostate a définitivement mis un terme à ses frasques : elle l'a toujours dit, on est puni par là où on a péché !

Mon problème à moi, c'est la gestion du temps, et si je n'interviens pas rapidement, il va falloir distribuer des sacs de couchage dans la salle d'attente. Mon assistante, qui la connaît bien, m'appelle après les vingt minutes réglementaires, prétextant un accouchement imminent.

C'est vraiment dommage d'être dérangés alors qu'on était si bien tous les deux : discuter entre gens sains et équilibrés, c'est si rare... Enfin, c'est la vie.

Germaine s'en va, avec le sentiment d'avoir été écoutée. Elle se sent moins seule, c'est ce que je souhaitais.

Prévoir une journée déterminée, avec une succession de « Germaine ».

M'allonger sur le canapé et les écouter... en fermant les yeux.

Vendredi 24 février
Jeannine F., 66 ans
Célibataire éternelle

Elle entre doucement, à tout petits pas.

Elle traverse la vie discrètement sans bruit, sans histoires, avec une secrète envie d'être transparente. Elle s'est niée en tant que femme, ne sera jamais mère, programmée pour être au service des autres pour mieux s'oublier peut-être. Il me semble qu'elle n'a jamais connu l'amour... physique en tout cas.

Elle vient une fois par an, et doit redouter cet instant à partir du moment où elle prend rendez-vous jusqu'à ce qu'elle sorte de mon bureau. J'ai une réelle tendresse pour elle et chaque fois j'essaie de toutes mes forces de lui donner une bonne raison de s'aimer un peu plus, un peu mieux.

Elle se lève et se dirige derrière le paravent pour se déshabiller.

Elle apporte toujours, dans un petit sac plastique, une combinaison de soie, qu'elle revêt afin que je ne la voie pas nue. Sa timidité est si grande qu'elle en est touchante.

Pendant que je l'examine, je lui parle des dernières expositions parisiennes, d'opéras..., ses sujets de prédilection qui lui permettent d'oublier cette forme de pénétration qui la dérange tant.

Lorsque je la raccompagne je la serre dans mes bras tendrement, l'embrasse et lui fais promettre de s'occuper un peu plus d'elle. Elle sourit, semble plus apaisée et s'en va, avec, à la main, le petit sac plastique contenant son armure...

Mercredi 21 avril
Simone P., 75 ans
7 enfants

Elle m'attend, positionnée sur la table d'examen.

Je m'assieds, la tête entre ses cuisses volumineuses... Si elle les resserre, je suis un homme mort. On appelle ça les risques du métier.

Je procède à un toucher vaginal et lui demande de pousser.

Plus rapide que la vitesse de la lumière un jet d'urine d'une force rare me submerge le visage. Je suis inondé, pas loin d'être déclaré zone sinistrée.

Simone est sans voix, sans doute a-t-elle envie d'être morte et déjà enterrée. La ressusciter dans un premier temps, lui dire que ce n'est pas grave, que ça arrive, rarement... mais ça arrive, la preuve !

Chaque métier comporte des risques, celui-ci fait partie du mien, je ne suis ni choqué ni dégoûté, juste un peu humide sur l'instant...

Elle met une éternité avant de revenir s'asseoir, et baisse la tête afin d'être certaine que plus jamais son regard ne croisera le mien. Terriblement affectée par la honte qui l'envahit, je lui offre un café et lui propose de venir s'asseoir sur le canapé. Je ne peux pas la laisser repartir avec sa douleur. Il faut qu'elle comprenne que ce qui vient de se passer n'a pour moi rien d'humiliant. Au fil de la conversation, elle finit par se détendre et petit à petit reprend confiance.

Je l'embrasse tendrement pour lui dire au revoir, elle m'offre alors son doux regard à la croisée du mien !

Les petites

Elles ont entre 15 et 18 ans, et expérimentent leur première consultation chez un gynécologue.

Un monde nouveau s'ouvre à elles, celui des femmes, des grandes, des vraies, le monde de celles qui font l'amour !

Après avoir franchi l'étape de la salle d'attente, où elles se sentent en minorité, cernées par des femmes enceintes et plus mûres, elles s'interrogent sur la légitimité de leur présence et s'angoissent de toutes les horreurs que je pourrais leur faire subir...

Elles entrent donc dans mon bureau anéanties, mortes de trouille !

Certaines viennent accompagnées de leur maman, inquiète d'imaginer leur bébé aborder l'ère de la sexualité. C'est une façon de les guider, d'accepter de les voir grandir sans leur lâcher la main, de les responsabiliser tout en gardant un œil protecteur.

C'est une nouvelle étape dans l'éducation, comme on leur a appris à nager sans bouée ou à faire du vélo sans petites roues. Mais cette fois-ci, elles ne seront pas là pour applaudir ou encourager, juste pour consoler les premiers chagrins.

Elles ont grandi trop vite, restent des enfants à tout jamais. Accepter que sa fille devienne femme n'est pas toujours source d'épanouissement. C'est le constat du temps qui fuit, si rapidement que les mères ont parfois le sentiment de passer le relais, de subir un vieillissement prématuré.

Je demande systématiquement à la maman de nous laisser seuls afin que la petite réponde avec une liberté totale à mes questions. Ce tête-à-tête est essentiel pour créer une véritable relation de confiance entre elle et moi. Parler de sexualité avec ses propres enfants n'est pas toujours une tâche facile.

Lors de cette première consultation je suis essentiellement le médiateur, le guide, celui qui répond aux questions jugées taboues selon l'éducation qu'elles ont reçue.

Le premier rapport sexuel n'est pas un sujet de communication simple à aborder en famille, même aujourd'hui, alors que les mœurs ont évolué et que le dialogue mère-fille passe bien, la pudeur a encore sa place.

Etape majeure dans la vie d'une jeune fille, lourde d'interrogations et d'angoisses. « Vais-je avoir mal ? » Suit l'inévitable question après le passage à l'acte « Je n'ai pas éprouvé de plaisir... suis-je normale ? », « Si ce n'est que ça... »

Volontairement je démystifie cette première relation sexuelle pour que ce ne soit pas un échec total, pour ne pas les bloquer... Il n'y a que dans les films qu'on grimpe aux rideaux la première fois !

Et tout dépend tellement de l'état d'esprit dans lequel l'acte est accompli, de la relation avec son partenaire, de l'expérience de celui-ci, du cœur qu'il met à l'ouvrage. S'il y a un minimum de sentiments, réels ou non, l'acte n'en sera que mieux vécu.

Lundi 21 mars
Anita J., 17 ans
1re visite

Sa maman est une patiente à moi depuis mes débuts.

Elles sont extraordinaires toutes les deux, on dirait des copies conformes : mêmes yeux, même bouche, même nez. J'ai face à moi deux photos de la même femme, prises avec vingt-cinq ans d'écart.

Depuis qu'elles sont entrées, je sens la très forte complicité qui les lie.

Je suggère à la petite d'aller se déshabiller pendant que je continue de parler avec sa maman qui restera dans mon bureau pendant l'examen. Anita sera ainsi en confiance : c'est la première fois qu'elle consulte un gynécologue. Comme elle est vierge, l'examen se limitera à la palpation des seins, vérification de la tension, mesure du poids et de la taille.

Avant la fin de la consultation, j'invite la mère à sortir afin de m'entretenir en privé avec sa fille.

« Tout ce que tu vas me dire à partir de maintenant restera entre toi et moi.

– Merci d'avoir demandé à maman de m'attendre à côté parce que, même si on est très proche, ce n'est pas ma meilleure amie.

– Tu as des questions à poser, n'hésite pas, je suis là pour ça.

– J'ai un petit ami sérieux depuis deux mois, et il a envie qu'on fasse l'amour... Je me demandais si vous pouviez me prescrire la pilule.

– Effectivement, je suis le mieux placé pour ça. Mais au tout début il faut que vous utilisiez des préservatifs.

– Mais on n'a pas le sida !

– Il n'y a pas que le sida. Il y a beaucoup de maladies sexuellement transmissibles qui peuvent être graves.

– Je lui fais confiance, il n'a eu que deux copines avant moi.

– Ce n'est pas un problème de confiance, et pour en être tout à fait persuadé, on va lui prescrire une série de tests sanguins. Une fois qu'on a les résultats, s'ils sont bons, vous n'aurez plus besoin de vous protéger.

– Déjà que j'ai la trouille d'avoir mal...

– Le premier rapport n'est pas obligatoirement synonyme de douleurs intenses. C'est différent pour chaque femme, et comme il y a de l'amour entre toi et lui, ça se passera bien, crois-moi.

– En plus, il va me trouver super nulle... Je l'ai jamais fait, moi...

– Il n'y a rien de plus naturel et instinctif. Tu verras, tu seras surprise et probablement un peu déçue au début. Ne t'attends pas à ce que ce soit le nirvana immédiatement, tu serais bien la seule.

– Je n'en demande pas tant, même si j'espère l'atteindre un jour...

– Si tu as des problèmes, ou des questions, appelle-moi quand tu veux. A partir d'aujourd'hui tu es ma patiente ! »

Jeudi 13 mars
Samira L., 16 ans
1re visite

Elle est escortée de sa maman. Elle veille...

C'est elle qui m'explique le problème de sa fille. Samira, très effacée, ne dit rien, ose à peine me regarder, cherche que faire de ses mains, de son corps, a envie d'être ailleurs. Je fais tout pour la mettre en confiance, essaie délicatement de capter son regard, n'abandonne pas l'idée d'entendre le son de sa voix.

Elle part se déshabiller, avec cette maladresse touchante caractéristique de ces jeunes femmes qui ignorent encore tout de leur pouvoir de séduction.

Je me lève pour l'examiner, sa mère se précipite alors sur moi, et en me regardant droit dans les yeux glisse un billet de cent euros dans la ceinture de mon pantalon ! Traduction simultanée, en langage oriental cela signifie : « Je te confie ce que j'ai de plus cher au monde, alors prends-en soin... »

Je suis estomaqué... hésite à grimper sur mon bureau pour entamer une danse du ventre, tant la situation est absurde !

Je lui rends son billet, l'informe à toutes fins utiles que la consultation sera à régler auprès de ma secrétaire, en sortant. Lui précise que je prends soin de traiter chacune de mes patientes comme si elle était unique, avec la même énergie, le même enthousiasme, la même passion de mon métier.

Penser à prendre des cours de danse orientale !

9 février
Stéphanie P., 18 ans

C'est la troisième fois que je la vois. Elle possède à la fois la timidité et l'audace de son âge.

Elle a pris rendez-vous car elle a des sensations de brûlures lors des rapports sexuels. L'examen ne révèle rien de bien alarmant. Mais Stéphanie semble inquiète. Elle se jette à l'eau et sans oser me regarder me dit :

« J'ai une malformation ? J'ai un problème physiologique et vous n'osez pas me le dire ?

– Quel problème ? Je n'ai rien vu d'inquiétant... à moins que tu ne me caches quelque chose ? »

Elle blêmit et m'annonce qu'elle n'a pas d'orgasme, que son petit ami ne l'a jamais fait jouir : elle est frigide ! Lui commence à en avoir assez et désespère de l'entendre crier un jour ! Quant à simuler, elle considère à juste titre que c'est un bien mauvais départ dans la vie sexuelle.

Je la rassure et mène une enquête sur ledit fiancé. C'est alors qu'un flot de détails m'assaillent : il ne connaît pas les préliminaires, le temps de leurs ébats ne dépasse pas les trois minutes chrono, du premier baiser à l'explosion finale. Je lui explique que peu de femmes jouiraient dans ces conditions, proches du lamentable.

Deux solutions s'offrent à elle : lui en parler et qu'il fasse quelques efforts pour lui donner les moyens d'accéder au plaisir ; ou, s'il continue à la culpabiliser sur l'absence de ses orgasmes, qu'elle aille prospecter ailleurs. Elle s'envolera sans aucun doute dans les nuées du plaisir.

Elle sourit, puis m'interroge à son tour :

« Vous devez avoir des petits trucs magiques, avec votre métier, vous qui connaissez si bien les femmes... Vous n'avez pas quelques recettes miracles à m'apprendre ?

– Si, bien sûr, mais je les garde pour moi... Peut-être qu'un jour je ferai des révélations publiques... mais uniquement au journal de 20 heures ! »

Stéphanie s'en va... rassurée. Mais je sens dans son regard une fascination sans bornes pour mes mystérieuses connaissances orgasmiques !

Publier un manuel de recettes miracles – un jour...

Vendredi 7 août
Ambre J., 17 ans

J'ai toujours ce léger pincement de cœur quand je la vois. Elle grandit trop vite à mon goût. Il faut dire que la première fois que je l'ai vue, elle mesurait quarante-huit centimètres... Je venais de la mettre au monde. Aujourd'hui, son mètre soixante-dix me fiche un sacré coup de vieux !

Elle devient femme, joue beaucoup de sa féminité... Un peu trop d'après moi.

« Je me suis fait refaire les seins, c'est mieux non ?

– Mieux je ne sais pas... Plus volumineux sans aucun doute.

– Oui, mais c'est mieux. J'étais trop complexée, j'avais le droit beaucoup plus gros que le gauche.

– Ça ne m'avait pas frappé, mais si tu le dis...

– Pourtant c'était flagrant... De toute façon ils étaient trop petits. »

A la fin de l'examen elle se lève et avant de s'habiller agrippe le haut de ses cuisses :

« Vous avez vu cette cellulite ? C'est immonde ! Je dois aller me faire liposucer ? Vous connaissez une autre méthode plus efficace ?

– Oui, si tu étais ma fille, je te collerais une bonne fessée, ça fait circuler le sang, au moins !

– De toute façon, ma décision est prise. »

Elle revient s'asseoir face à moi.

« Tu comptes aller jusqu'au où dans l'escalade ?

– Jusqu'à ce que je me trouve vraiment belle !

– Mais tu es magnifique... Avant de te faire refaire les seins, tu pensais à une liposuccion ?

– Non, mais une fois le problème réglé, je me suis observée de nouveau, toute nue devant ma glace, et je me suis dit que c'était vraiment nul d'avoir d'aussi jolis seins avec une culotte de cheval pareille. Ça gâche tout... Je ne vois plus que ça. Je vais donc profiter de ce que la médecine peut m'apporter !

– Tant qu'à faire... Et pourquoi pas en profiter pour faire un lifting ?

– Dans quelques années ça ne fait aucun doute, je ne m'en priverai pas !

– Tes parents en pensent quoi, de tout ça ?

– Ben, ils sont d'accord, vu que c'est eux qui paient ! »

Tout est dit... cette complaisance des parents est inadmissible. Ne réalisent-ils pas que cette attitude n'est que le reflet d'une instabilité, d'un mal-être ? Comment peut-on cautionner cette course à la chirurgie esthétique chez des filles si jeunes ?

Le pire est qu'elle n'est pas une exception. J'en vois de plus en plus...

La séduction

Il serait malhonnête de dire qu'il n'y a jamais de rapport de séduction entre un médecin et une patiente. La séduction existe au-delà des frontières du dîner aux chandelles entre deux êtres qui se plaisent. Instinctive, elle permet parfois de se rassurer et se cantonne bien souvent à une attitude de communication entre un homme et une femme. C'est également une façon de tester le potentiel qu'on a de se faire aimer.

Présente dans n'importe quel milieu professionnel, comment pourrait-on affirmer qu'elle est inexistante dans la sphère médicale ? Hormis certains spécimens complètement hermétiques, parce que l'homme qui sommeille au fond d'eux s'est définitivement endormi, on n'en est pas moins homme, et elles ne sont pas moins femmes.

Au médecin de ne pas dépasser certaines limites, et de ne pas se laisser dépasser.

Naturellement chaleureux, sensible, doté d'un certain sens de la repartie, je mets tout en œuvre pour que les femmes qui viennent me consulter se sentent à l'aise. Ce mode de communication a pour but de casser la barrière du grand docteur et de la patiente qui tremble, afin qu'elles soient plus à même de se confier. J'ai donc des rapports privilégiés avec chacune d'entre elles. Je pense que c'est en partie un des critères de ma réussite.

Quand on suit la vie d'une femme depuis des années, qu'on a mis au monde ses enfants, qu'on a partagé des moments forts, des rires et des larmes, qu'on l'a déshabillée cent fois, une intimité relative se crée. Comment rester insensible à une femme charmante, surtout quand elle a l'air fragile et désemparée ?

Au fil du temps, je me suis aperçu que ma gentillesse, ma spontanéité, voire mon humour ont fait germer, à mes dépens, des idées dans la tête de quelques-unes. Ce qui est un jeu pour moi ne l'est pas pour toutes. J'en suis arrivé à des quiproquos que j'aurais préféré éviter. Quand on m'a dit un jour : « Vous ne vous rendez pas compte des mots que vous lancez. Ils sont comme des bombes », mon étonnement a été immense. Ma façon d'agrémenter mes consultations de quelques notes d'humour, cette symbolique des mots qui pour moi est naturelle, peut être interprétée avec ambiguïté.

J'appelle certaines de mes patientes préférées « mes fiancées », et je leur parle souvent de les emmener aux Bahamas. Pour les inviter à se déshabiller il m'arrive de lancer : « Allez ! A poil maintenant ! » Pour être tout à fait clair et annihiler tout ce qui a pu se passer dans le cocon de mon cabinet, je continue sur le même ton en les raccompagnant auprès de ma secrétaire. Mais aucun de mes gestes ne peut être interprété comme les prémices d'une caresse, aucun de mes regards n'est déplacé ni tendancieux.

Dans cette profession, l'intimité physique et l'intimité morale sont étroitement liées et créent une relation particulière de la patiente à son médecin.

C'est une intimité à sens unique. Elles me laissent m'immiscer dans leur corps et dans leur vie. Je ne suis là que pour prendre soin d'elles. Je ne m'épanche jamais sur moi-même, et elles ne savent donc rien de moi, même si elles s'imaginent me connaître et quelquefois me rêvent comme l'homme idéal : attentif, patient, à leur écoute.

Je le sais pour l'avoir entendu, quelques-unes se préparent pour venir à mes consultations comme à un rendez-vous galant. Elles se jettent sur leur crème hydratante, enfilent leurs nouveaux dessous, se parent de maquillage. Souvent anxieuses, elles savent qu'elles vont se déshabiller, s'allonger que je vais les scruter de mon œil médical qui pour elles n'en est pas moins masculin. Je suis leur point de repère, la référence en tant qu'homme, celui qui a assez de recul et de clairvoyance pour constater et évaluer les changements chez chacune d'entre elles. Elles attendent mon verdict.

Quelques femmes ont même une certaine appréhension de l'auscultation.

L'examen vaginal est moins redouté que celui des seins. Beaucoup de femmes s'inquiètent de cette étape, par peur de trahir une once de plaisir. En effet, cette partie du corps est particulièrement érogène chez beaucoup, et même si le palper médical ne ressemble en rien à une caresse, il peut être un instant agréable.

Grimper sur la balance est un calvaire, même si elles savent qu'elles ont grossi, elles ne veulent pas que j'en fasse le constat à voix haute. Elles ont le sentiment d'avoir pris quatre kilos en un quart de seconde. Certaines vont jusqu'à repousser leur rendez-vous d'un mois, le temps de se mettre à la diète pour éviter de subir mon regard réprobateur.

Celles qui viennent en string...

Au fil des années, la dimension des culottes a considérablement rétréci, telle une peau de chagrin... qui n'a nullement attristé les hommes !

Il y a vingt ans, une jeune femme qui arrivait en string était provocante. Les fesses démasquées affichaient un message de liberté, une façon d'assumer une féminité et de le prouver.

Aujourd'hui, rares sont celles qui n'en portent pas ! C'est un véritable défilé et il est des jours où on pourrait penser qu'il y a eu une promotion chez certaines marques lorsqu'en fin d'après-midi je constate que j'en suis à ma sixième « leçon de séduction de chez A. »

Je n'ai rien à envier au salon de la lingerie, chez moi il se tient du 1er janvier au 31 décembre... et même les années bissextiles !

En effet, 80 % des femmes portent des strings. Cet accessoire est devenu trop répandu pour être connoté provocant, trop banalisé pour être un clin d'œil érotique, en ce qui me concerne. Je ne suis jamais troublé par une de mes patientes qui se déshabille, si jolie ou charmante soit-elle. Avant même de parler d'envie, je n'ai pas l'idée de la regarder. Et s'il m'arrive de le faire, c'est en pensant à tout autre chose, au problème qui l'a amenée jusqu'à moi.

Je ne suis pas tout à fait honnête... je mentirais si je ne précisais pas qu'il m'est arrivé de me « forcer » à regarder. Quand certains mannequins qui font rêver sur toutes les affiches et dans les magazines sont venus me consulter, j'ai connu quelques pointes de curiosité masculine. Je me suis dit : combien d'hommes paieraient pour être à ma place ? Alors, en leur honneur, fais un effort et ouvre tes yeux à l'instant où elle se déshabillera. C'est tout !

La conclusion brise le mythe : ce sont des femmes comme les autres, avec les mêmes inquiétudes et les mêmes problèmes, rien de plus, rien de moins...

Ensuite, la nudité a trop de connotation médicale pour provoquer une quelconque excitation chez moi. Heureusement, car elle fait partie de mon quotidien.

Je ne parle pas de ma vie privée qui comme son nom l'indique est trop privée pour être dévoilée, mais je tiens à préciser que je ne suis pas tombé dans l'excès inverse : les femmes qui m'excitent ne sont pas harnachées de cagoules, col roulés, et moon boots !

Même si je garde une immense réserve, certaines se chargent de vous rappeler à l'ordre et je suis confronté à la séduction à travers diverses attitudes :

– La redoutable veut tester ma capacité de résistance et mettra tout en œuvre pour me provoquer, plus par enjeu que par désir réel.

– La confiante, mise à l'aise, se sent prête à me tendre une perche. Elle va au bout de son idée, propose un rendez-vous hors frontières du cabinet, persuadée que si moi je ne le fais pas, c'est parce que je n'en ai pas le droit.

– L'amoureuse, convaincue qu'entre elle et moi c'est inéluctable, finit par craquer, déclaration d'amour à l'appui.

Heureusement pour tous, neuf femmes sur dix comprennent qu'il ne s'agit que de tendresse et d'humour, et n'y pensent plus en franchissant la porte de mon cabinet.

Lundi 2 avril
Axelle T, 43 ans

C'est avec une assurance sans équivoque qu'elle pénètre dans mon cabinet. Très féminine, femelle à outrance, au-delà même de sa tenue vestimentaire : décolleté qui laisse penser qu'elle est topless, minijupe à peine plus large qu'une ceinture, talons aiguilles proches d'une paire d'échasses et regard profondément provocateur. Elle fait partie de ces femmes, rares, qui savourent d'avance l'instant où elle écartera les jambes face à moi.

Elle s'installe donc sur la table d'examen comme si elle allait faire une séance photo pour le magazine *Playboy*. Elle prend la pose, ses yeux ne me quittent pas. Aucune timidité, aucun trouble ne vient perturber ce moment.

Quand je la pénètre de ma main droite pour pratiquer le traditionnel toucher vaginal, pourtant infiniment médical, elle se met alors à gémir et se trémousse, sans ambiguïté.

Il me faut désamorcer cette bombe de toute urgence, ou m'enfuir en courant.

Pour lui prouver mon innocence je lui dis :

« Pardonnez-moi, je sais que c'est un moment désagréable... »

Mission sabordée, elle rétorque :

« Qu'en savez-vous, docteur ? »

Je comprends que rien ne l'arrêtera, elle ira jusqu'au bout de son délire. Ma seule arme : feindre de ne pas comprendre, ne surtout pas entrer dans son jeu.

Le temps qu'elle passe à remettre sa panoplie de vamp me paraît une éternité. Le moindre de ses faits et gestes est étudié, calculé. Rien ne l'ébranle, pas même le contraste qui règne entre mon comportement glacial et son attitude de femelle en chaleur ! Elle ne résiste pas à l'envie de me confier sous le sceau de la confidence :

« C'est fou, non ! Je ne sais pas pourquoi, mais aucun homme ne me résiste longtemps ! »

Je lui réponds en souriant :

« J'en suis ravi pour vous. Mais ne vous méprenez pas, il n'y a aucun mérite à résister quand le désir n'existe pas ! »

Réfléchir à la possibilité de mettre au point une méthode qui permettrait de ponctionner le trop-plein d'assurance qu'ont certaines femmes pour en réinjecter à celles qui en manquent cruellement.

Jeudi 14 mai
Clinique du C.
Pamela A., 30 ans

Je viens de terminer d'opérer Pamela d'un fibrome.

Je la connais depuis dix ans, c'est une de mes patientes préférées, une de mes fiancées... Elle est d'une beauté rare, son métier de danseuse lui a forgé un corps magnifique, ses sourires sont ravageurs, elle brille... Je ne suis pas insensible à son charme, à tout son être d'ailleurs. Chaque fois qu'elle vient me consulter, il me faut quelques minutes pour effacer le trouble qu'elle provoque en moi. Ça m'arrive rarement, mais je suis né homme avant de devenir médecin et j'en ai parfois quelques réminiscences, je l'avoue.

De son côté, je ne provoque manifestement aucune émotion. Elle m'aime bien, probablement, comme on aime les shampooings qui ne piquent pas les yeux, sans plus. Insensible à mon charme, elle n'a de considération pour moi qu'à travers mes compétences professionnelles. Point ! Contrairement à d'autres, elle ne fait preuve d'aucune forme de timidité, soutient mon regard avec un détachement sans équivoque.

Nous attendons son réveil. La phase qui le précède est très agitée. L'anesthésiste et ses yeux bleus des mers du Sud essaie de la ramener à la réalité avec douceur et humour :

« Réveillez-vous... Je suis près de vous avec le beau Salama.

– Celui-là, de toute façon, ça fait dix ans que je le drague et il s'en fout complètement ! »

Je n'en reviens pas... bonheur de cette fin de journée...

Par la magie des effets secondaires de l'anesthésie, elle se dévoile sans tabou, une petite piqûre a suffi à rétablir la vérité sur dix années de malentendus...

Mais Hippocrate ne sera pas trahi : « *Dans quelque maison que j'entre, j'y entrerai pour l'utilité des malades, me préservant de tout méfait volontaire et corrupteur, et surtout de la séduction des femmes.* »

Jamais mon attitude ne changera à son égard, jamais je ne parlerai à Pamela de ses aveux postopératoires...

Mais jamais je ne regretterai de les avoir entendus !

Une dose d'anesthésie serait-elle plus fiable qu'un sérum de vérité ? En parler au FBI !

Vendredi 25 janvier

A la suite d'une opération en urgence, suivie d'un accouchement difficile, j'arrive au cabinet après une nuit tellement blanche que mes yeux ont du mal à supporter la lumière du jour.

Le bouquet final, c'est que ma voiture ne m'attendait plus à la sortie de la clinique. La fourrière a dû confondre le caducée scotché sur mon pare-brise avec un tatouage de charmeur de serpents, ou alors la femme du type qui m'a aligné s'est tirée avec un médecin.

Je ne sens plus mon corps, par contre une migraine des plus sournoise m'indique très nettement que j'ai encore une tête. La première urgence est de trouver de l'aspirine, la deuxième un café. J'espère que la journée va être douce pour atténuer mon humeur de chien.

Je vais donc commencer mes consultations avec une bonne heure de retard.

Première bonne nouvelle : mes deux premières patientes ont annulé leur rendez-vous, j'ai gagné une victoire sur le temps.

La deuxième est un télégramme d'une femme que j'aime beaucoup et que je suis depuis dix ans. J'ouvre l'enveloppe et découvre ces quelques lignes : « Je connais le médecin, j'aimerais rencontrer l'homme. Si l'homme n'est pas d'accord, je comprendrai et resterai malgré tout la patiente... »

J'avais remarqué qu'une forme d'ambiguïté régnait entre nous, mais jamais imaginé qu'elle franchirait cette barrière patiente-médecin. Ses mots me touchent, elle s'est dévoilée, avec tendresse et intelligence. Elle a dû hésiter longuement avant de m'envoyer ce message et regrette peut-être déjà son geste.

Je ne peux rester muet, elle est en attente d'une réponse, mon silence risquerait d'entretenir une situation avec laquelle je refuse de jouer. Je l'appellerai tout à l'heure, lui expliquerai.

Je la reverrai... comme patiente. Je ne l'ai donc pas totalement perdue.

Vendredi 10 février
Clarisse V., 37 ans
Sans profession

Elle prend systématiquement le dernier rendez-vous de la journée. Elle s'aime et se le rend bien, soins esthétiques à profusion, shopping chez les plus grands, en deux mots elle est débordée. Ses journées sont rythmées par sa préoccupation principale : s'occuper d'elle !

Elle pénètre dans mon antre avec ce regard de tigresse bourré de sous-entendus qui nécessite des années d'entraînement ! Puis s'assied de façon à mettre en évidence la fente de sa jupe, dévoilant de magnifiques cuisses récemment liposucées. Elle m'épuise déjà !

Rester zen, car son cinéma ne fait que commencer.

Elle m'explique son problème : des douleurs épouvantâables dans le bas-ventre depuis plusieurs semaines. Non sans joie, elle part se déshabiller, me prend alors pour Mickey Rourke et imite donc Kim Basinger dans *Neuf semaines et demie...* Je m'y attendais et reste derrière mon bureau, faussement hypnotisé par mon écran d'ordinateur. De toute façon, je n'ai pas de glaçons à portée de main !

J'arrive pour l'examiner et la découvre, bas et porte-jarretelles assortis à un air faussement détaché. Je reste froid, l'ausculte, constate que ses douleurs sont essentiellement dues à une activité débordante de son tout petit cerveau fantasmagorique. Je retourne à mon bureau.

Ce cruel abandon pousse alors la femelle à s'échapper sauvagement de derrière le paravent avant même d'avoir commencé à se rhabiller : « Pardonnez-moi, docteur, mais je n'ai pas bien compris votre explication... »

Normal, je n'en trouve pas d'avouable...

Donner à mon assistante une liste des nymphos, leur accorder des rendez-vous uniquement les jours où je rentre de vacances.

Mardi 12 mai
Perrine G., 30 ans
3e visite

Motif annoncé : douleurs dans le bas-ventre.

Elle se déshabille timidement. Je m'approche pour l'examiner, ne diagnostique aucune anomalie.

« Tout est parfait, soyez rassurée.

– Mais... docteur, vous ne comprenez pas pourquoi je suis venue ?

– Si... vous étiez inquiète, mais vous n'avez rien.

– Je sais, mais vous ne devinez pas pourquoi je suis là ?

– Si, si... les douleurs ne sont pas systématiquement synonymes de mal, vous savez.

– En fait, je suis venue pour tout autre chose... »

Elle esquisse alors un sourire prometteur d'instants torrides. Le désir a pris le pas sur la timidité, ce n'est plus la même femme. Je commence seulement à apercevoir le véritable motif de sa visite. Ebahi, je ne cesse de répéter qu'elle n'a rien du tout, mais elle continue sur sa devinette du jour. Nous sommes en boucle.

Epuisé par deux nuits blanches successives, je n'arrive pas à me sortir de cette situation ridicule. Et elle continue à sourire. Imperturbablement et définitivement souriante, elle va bien finir par attraper une crampe de la mâchoire...

Je ne suis pas d'humeur à considérer cette consultation légère et sans intérêt avec humour.

Ce n'est pas le jour... Il m'a fallu trouver les mots pour annoncer à Françoise un cancer du sein, puiser l'énergie nécessaire pour consoler Nathalie de sa fausse couche, trop vide d'enfant et trop pleine de larmes.

Là, je sèche... Et cette migraine qui ne me quitte pas...

Il me faut écourter cette consultation au plus vite pour donner du temps à ma prochaine patiente et à son véritable problème. Raccompagner celle-ci d'urgence vers la sortie, avant que je ne perde patience.

Il est des jours graves, où la légèreté a du mal à trouver sa place.

Prévoir une pièce supplémentaire, engager un étudiant en médecine qui effectuerait un pré-examen pour sélectionner les fausses consultations.

Lundi 10 décembre

J'arrive au bureau, après une nuit d'un calme rare. Je suis reposé pour la semaine, de bonne humeur, prêt à affronter femmes, maris et bébés à profusion. Un petit café, mon courrier et je savoure ces dernières minutes de calme. Je consulte mes e-mails... avec un soupçon d'inquiétude.. Depuis deux mois, j'en arrive à détester Internet, depuis l'accouchement de Sandra, en fait. Fan de son bébé, et vraisemblablement de celui qui l'a mis au monde, elle ne cesse de m'envoyer des photos de sa progéniture : Max dans son berceau, Max dans son siège auto, Max dans son Baby Relax, Max au parc... Celui-là au moins, si je le croise dans la rue, je le reconnaîtrai à dix mètres...

Ce matin fait partie des jours néfastes où mon ordinateur se bloque entre vingt et vingt-cinq minutes, juste le temps de télécharger les images du bambin ! J'adore les bébés, j'adore les enfants, j'adore les femmes mais là, j'amorce une haine sérieuse envers Max, sa maman et leur appareil photo numérique !

Ma première patiente est arrivée, me prévient gentiment mon assistante... Désolé, soit je lui présente l'album photo de Max et elle me donne son avis sur sa frimousse, son évolution au fil des semaines, soit elle poireaute encore tranquillement avec une revue de son choix dans la salle d'attente, le temps que l'écran se libère pour que je puisse consulter enfin sa fiche !

Non je ne suis pas de mauvaise humeur ce matin, oui, j'ai très bien dormi, oui, je sais ce n'est que le début de la semaine. Merci !

Sandra m'e-confirme qu'elle a pris rendez-vous dans quinze jours, d'ailleurs elle viendra avec Max...

Lui demander qu'elle n'oublie surtout pas l'appareil photo... afin que je le lui confisque !

Contacter d'urgence un informaticien, lui donner les coordonnées de Sandra, qu'il lui envoie un virus qui anéantira au moins quelques semaines son ordinateur !

Les stars

Après quelques probantes années d'exercice de ma profession, j'ai vu apparaître un nouveau type de clientèle : les stars ! Actrices, mannequins, chanteuses, femmes politiques, princesses... ou femmes d'hommes célèbres.

Dans ce milieu, le bouche-à-oreille fonctionne à merveille et je pourrais me reconvertir en agent artistique si ma vocation initiale n'en était plus une !

En d'autres lieux j'aurais pu être quelque peu impressionné, mais dans mon cabinet la tendance s'inverse naturellement. La nudité renforcée par la position jambes en l'air, pieds dans les étriers, redonne aux plus arrogantes des réminiscences d'humilité.

Je ne tapisse pas de vison la table d'examen et les spéculums ne sont pas en or massif... Les stars sont femmes avant d'être célèbres, comme toutes les autres, les anonymes. L'examen interne ne révèle aucun talent particulier, leur vagin n'est pas orné de paillettes. Elles ont les mêmes problèmes que leurs consœurs. Les petits maux et grands malheurs de la vie ne les épargnent pas et s'agrippent à elles sans même réclamer d'autographes.

Il m'est arrivé de raccompagner une grande chanteuse américaine à la porte de mon cabinet et de me rendre compte de qui elle était à la simple vue des yeux écarquillés de mes assistantes.

Les stars ne sont ni plus ni moins sympathiques que les autres. Comme dans la « vraie vie », il existe des gens formidables et d'autres qu'on préférerait ne jamais croiser. J'ai d'ailleurs lié de véritables amitiés avec quelques-unes d'entre elles et leurs maris.

Un matin où je m'arrêtais pour acheter mon journal, je vois en couverture de *Paris Match* une de mes patientes, comédienne, en gros titre : « Les secrets de sa forme ». Je me jette sur ce magazine pour profiter de ses conseils avisés. Le soir même, elle m'appelle : stressée et angoissée comme jamais :

« Il faut que tu m'aides... Je vais mal, pourrais-tu me prescrire du Lexomil ? »

J'ai eu envie de lui répondre : « Pas la peine, prends deux *Paris Match !* »

J'ai été reçu par des rois, des présidents, accueilli dans des pays étrangers comme un prince qui a le pouvoir de prolonger la vie. Je me souviens d'un séjour dans un pays africain, invité par le président, qui me convie à bord de son hélicoptère privé. A l'atterrissage, une vingtaine d'hommes en pagne de plumes multicolores nous réserve un accueil triomphal : à cause de la puissance du souffle des pales de l'hélico, emportés par cette tornade, les pagnes se soulèvent et c'est surtout une brochette d'hommes nus qui nous acclame !

Pour moi qui passe ma vie à demander aux femmes de se déshabiller... Le contraste est saisissant, incontestablement je suis en vacances !

J'ai passé des moments inoubliables, magiques, dans des endroits de rêve, entouré de gens qui ne savaient pas quoi faire pour m'honorer. C'était leur façon à eux de me dire merci.

Grâce à mon métier, j'ai abordé un monde inaccessible, rencontré des personnalités passionnantes et marquantes, vécu des instants de grâce.

Un jour, peut-être dévoilerai-je tous ces secrets...

Dans mon prochain livre, c'est promis !

Vendredi 13 juillet
Anabelle H., 38 ans
Comédienne

Elle a téléphoné à mon secrétariat ce matin pour obtenir un rendez-vous en urgence. Motif secret : elle considère qu'elle n'a pas à dévoiler sa vie intime à une assistante !

Surbooking oblige, elle attend depuis une bonne demi-heure dans un bureau très privé, bouillonne d'impatience, mais ne se risque pas à sortir faire un esclandre de peur d'être reconnue.

Lorsque je la reçois enfin, elle déboule en tenue de camouflage « starisé » : chapeau et grandes lunettes noires. Idéal pour passer incognito à la tombée de la nuit en plein été.

Elle consent à se débarrasser de son déguisement, me plante alors ses deux yeux bleus dans les miens noir charbon, contraste d'un esthétisme fulgurant. Je pressens pourtant que la suite des événements va venir briser ce plan d'une rare pureté cinématographique.

« Moi qui déteste attendre, j'ai été servie !

– Une toute petite demi-heure à peine. Allez, venez vous asseoir et détendez-vous : cet air exaspéré assombrit votre si beau visage.

– Pardonnez-moi, c'est un réflexe... Je me dois d'avoir l'air inaccessible, ainsi mes fans sont moins enclins à m'aborder.

– J'imagine... Moi-même je suis obligé de me travestir en grande blonde quand je quitte mon cabinet pour éviter une émeute... »

Elle me lance un regard dubitatif et sans s'intéresser le moins du monde à mes problèmes enchaîne sur le sien.

« Ce qui m'arrive est purement et simplement cauchemardesque, je gonfle à vue d'œil depuis que je prends la nouvelle pilule que vous m'avez prescrite. J'ai pris une taille de soutien-gorge, encore ça, ça ne me dérange pas trop, mais une taille de pantalon, ça c'est intolérable. Je suis en tournage dans un mois, je ne peux pas me permettre de ressembler à une grosse vache !

– Sauf si c'est un remake du *Bonheur est dans le pré* !

– Attendez... vous n'avez pas l'air de comprendre que vous êtes face à un cas très délicat. N'oublions pas que je suis un mythe, un fantasme pour la majorité des hommes, cela me demande beaucoup d'efforts personnels pour me maintenir, pour être à la hauteur. Alors comprenez bien que ce n'est pas un petit cachet minuscule qui va saboter ma vie ! »

Elle est au bord de la crise de nerfs. Si elle ne se calme pas, elle risque une poussée furonculeuse...

« Docteur, vous savez que j'ai confiance en vous, alors je vous en supplie, ne me décevez pas, délivrez-moi de ces hormones criminelles... »

Quand je pense au nombre d'hommes qui seraient prêts à vendre leur mère pour passer quelques heures avec elle... Moi je me sens prêt à faire l'inverse !

« Je vais d'abord vous examiner, allez, à poil maintenant !

– Vous savez que vous avez de la chance, vous êtes bien le seul à avoir le droit de me parler sur ce ton. »

Elle sourit enfin, ... adôôôre ma façon de lui parler.

Mercredi 13 février
Leïla B., 25 ans

Grande princesse du Qatar, elle entre escortée de deux femmes, son accompagnatrice et une traductrice, tandis que devant la porte de mon bureau veille un garde du corps.

D'une beauté glaçante, elle ne me quitte pas du regard. Elle semble échappée d'un conte de fées. Elle m'explique les raisons de sa visite. Ma concentration est maximale, je ne comprends pas un mot mais ne la quitte pas des yeux, même au moment de la traduction.

Le ton est courtois, elle parle lentement comme pour me donner toutes les chances d'arriver enfin à la comprendre, sans le concours de l'interprète.

Nous arrivons à l'étape incontournable : je dois l'examiner, elle doit donc se dévêtir. L'interprète m'indique qu'elle ne se déshabille pas devant un homme.

Effectivement, nous sommes dans une impasse : même avec une dose démesurée d'imagination je n'ai rien de féminin.

J'insiste. Je récapitule : si elle est venue me voir, sachant que je suis un médecin homme, elle devait s'attendre à devoir se mettre nue devant moi, surtout compte tenu de ma spécialité.

Plus besoin de traduction, elle refuse catégoriquement.

La douceur n'y change rien, je décide d'oublier qu'elle est princesse, et finis par lui dire : « Quand vous allez chez le garagiste, vous soulevez bien le capot ? » L'air halluciné de la traductrice confirme qu'elle hésite à démissionner... Mon regard insistant lui fait instantanément oublier l'envie d'abandonner son poste, elle s'exécute donc.

Son Altesse part alors dans un éclat de rire qui subjugue toute sa cour. Elle mesure l'absurdité de la situation, se lève et se prépare derrière le paravent.

Je la découvre entièrement nue, souriante et ravie de s'être surpassée en transgressant les règles.

En ce qui la concerne, on ne se trompe pas en clamant : un jour son prince viendra...

Mercredi 8 août
Camille M., 21 ans,
Danseuse professionnelle au Cheval fou
1re visite

D'un pas assuré, elle se dirige vers mon bureau, s'assied, croise ses jambes qui n'en finissent pas et m'expose son problème. Je l'invite à se dévêtir – étant donné la légèreté de sa tenue, ça ne devrait pas prendre plus de cinq secondes – et je l'examine. Après que je lui ai prescrit le traitement qui l'aidera à anéantir ce staphylocoque attrapé dans des conditions des plus mystérieuses, elle me quitte rassurée et sereine.

Mon estomac émet alors des cris sauvages, je consulte ma montre, j'ai le temps d'aller grignoter au bistrot d'en face avant ma prochaine patiente.

Je m'échappe et m'installe en terrasse, je me détends... C'est l'été, la saison où les femmes sont encore plus belles... Tous les regards convergent en direction... d'une véritable bombe, une apparition d'une féminité époustouflante, grande, fine, décolleté vertigineux, microjupe suspendue à des jambes de rêve. Subjugué par tant de perfection, je l'observe, la décortique, savoure cette vision estivale.

Lentement elle arrive, elle va passer tout près... Je souris, rêveur. Brusquement, elle s'arrête net, face à moi. Derrière moi, personne, juste un mur... Je reprends mes esprits... J'en ai maintenant la certitude, c'est bien à moi qu'elle va s'adresser. « Décidément, docteur, on ne se quitte plus ! »

Je suis abasourdi... Oui, c'est elle qui quelques minutes auparavant était allongée en nu intégral dans mon cabinet.

Une femme dénudée dans mon bureau ressemble à toutes les autres. Qu'elle soit jeune, vieille, belle ou nettement moins, mon regard d'homme n'a pas sa place, ma vision est purement médicale.

Promettre de réfléchir à ma reconversion le jour où l'homme viendra troubler le médecin.

Lundi 15 février
Juliette G., 35 ans
Actrice

Enfin enceinte ! Après sept années de batailles, d'acharnement thérapeutique, Juliette a gagné ! Stérilité n'est plus l'adjectif qui lui colle à la peau comme une sangsue. Elle porte la vie !

Elle vient me voir avec sa première échographie. Ni radieuse ni comblée, j'ai face à moi une femme d'une nervosité qui frôle l'hystérie.

« Quelque chose ne va pas ? »

Elle balance alors cette grande enveloppe bleue sur mon bureau, me jette un œil noir à pleurer : « Regardez, et vous allez tout de suite comprendre... »

Inquiet, je m'empresse d'examiner son échographie...

« Ils sont deux ! Vous attendez des jumeaux ! C'est formidable, non ?

– C'est à cause de ce foutu traitement que vous m'avez prescrit... Est-il donc impossible dans la vie d'obtenir ce qu'on désire ? Je voulais un enfant, un seul... pas une portée, vous comprenez ?

– Calmez-vous, Juliette. Vous saviez qu'il y avait un risque de grossesse multiple, on en a déjà parlé. Vous êtes enceinte de deux bébés, c'est une bonne nouvelle. »

Juliette qui ne s'attendait pas à passer de l'état stérile à celui de poule pondeuse ne partage pas du tout mon avis. L'idée de jumeaux la rebute : deux fois plus de biberons, deux fois moins de sommeil... et le corps deux fois plus déformé. C'est inacceptable !

J'essaie de contenir une rage intense. Cette femme a pleuré dans mes bras tant elle souffrait de ne pas réussir à enfanter. J'ai partagé sa détresse, développé une énergie considérable pour trouver des solutions qui l'amèneraient à réaliser son rêve...

Et je la retrouve prête à me gifler de n'avoir pas pu contrôler la situation, en nombre, j'entends...

« Vous avez du mal à tomber enceinte... vous allez avoir deux enfants, c'est une chance...

– Ce n'est pas votre corps, ce n'est pas à vous de savoir ce qui est une chance ou pas dans ma vie... il faut en supprimer un ! »

Je vais tomber raide... Mon cœur me lâche... Entendre ça ou être sourd, j'hésite... Contrariété et fatigue combinées, le compte à rebours a démarré... Encore quelques minutes et ma tête va exploser.

Calmement, très calmement, je lui explique que cette opération n'est pas anodine... elle risque de perdre les deux. « J'en suis consciente et prête à assumer ! Le tournage de mon prochain film démarre dans trois semaines, fixons une date ! »

Pour ma part, ma décision est prise : je me refuse de jouer avec la vie. Je ne pratiquerai pas cet acte.

Elle s'est alors levée, m'a laissé son échographie, comme un reproche, et ne m'a même pas salué...

Je ne la reverrai jamais. Mais je sais qu'elle a réussi à convaincre un confrère...

Samedi 13 février
Caroline D., 42 ans
Chanteuse

Depuis des années, Caroline se plaint de douleurs inexpliquées dans le bas-ventre. Pourtant, tous les examens sont formels, elle est en parfaite santé. Pour moi, son principal problème vient d'un mal-être profond qu'elle refuse d'admettre.

Elle prétend qu'elle est harcelée par un malade mental, qui en veut à sa vie et qui la menace. Elle ne se promène jamais seule dans la rue, a engagé un garde du corps qui tient plus du garde du cœur, si j'en crois leurs sourires complices. A chacune de ses visites, il attend debout, devant la porte de mon bureau, prêt à dégainer pour lui sauver la vie ! Depuis que je la connais, elle entre dans mon cabinet en me suppliant de l'aider, à la limite de me reprocher mon incompétence à la soulager, sans pour autant avoir envie de changer de médecin.

Aujourd'hui, elle entre en souriant.

« Au fait, docteur, je dois vous dire, vous m'avez sauvé la vie avec votre nouveau médicament miracle. »

Au même moment, elle extirpe du fond de son sac le remède salvateur. Intrigué par ce packaging inconnu, je chausse mes lunettes pour lire le nom : il m'est impossible d'avoir prescrit un truc pareil, je ne connais pas l'existence de ce produit.

Je lui demande si, à tout hasard, elle a conservé l'ordonnance.

Bien évidemment, d'ailleurs elle l'a dans son sac, la retrouve et me la tend. Effectivement le pharmacien a fait une traduction tout à fait originale de ma prescription. Mais son erreur a fait une heureuse, Caroline ne s'est jamais sentie aussi bien.

Penser à offrir pour Noël à toutes les hypocondriaques une aquarelle de leur Carte vitale !

Mercredi 24 juin
Sophie B., 34 ans
Comédienne

Sophie vient me voir pour la première fois. Elle est envoyée par une amie d'amie... Entre la porte et la chaise, je sais toujours à quelle femme j'ai affaire, et ma première impression m'indique que l'ambiance ne va pas être des plus conviviales.

Belle femme, très agitée et très arrogante, elle me dit à peine bonjour, s'assied, me regarde droit dans les yeux, et me lance :

« Je préfère vous prévenir tout de suite, vous êtes le sixième gynéco que je vois... »

Belle entrée en matière, elle ne doute de rien et surtout pas d'elle-même, vraisemblablement. S'imagine sans doute me coller une pression énorme sur les épaules. Estime me faire le plus beau des cadeaux en intégrant ma clientèle. Son sourire condescendant m'achève.

Célèbre ou pas, elle sera traitée de la même façon qu'une autre, autant lui signifier le plus rapidement possible : « Ne perdons pas de temps, je vous donne immédiatement le nom du septième ! »

Elle est déstabilisée, situation exceptionnelle pour ce genre de femme qui se sent tellement star qu'elle oublie que ses pieds reposent sur la planète Terre ! Elle se radoucit alors, m'expose son problème, semble envisager une collaboration à long terme... Je resterai le sixième et le dernier à ce jour !

Recadrer les incadrables semble être devenu une de mes spécialités.

Le domaine de l'étrange

Certaines situations vous laissent perplexes.
Certains êtres aussi...
Parfois les deux font corps...

Mercredi 14 avril
Barbara C., 31 ans
Attachée de presse

Habituellement de nature calme et posée, elle entre comme une furie et semble très, très nerveuse. Elle m'explique qu'elle est tellement débordée en ce moment qu'elle a failli annuler ce rendez-vous pris en urgence. Son problème est simple, elle sent une gêne dans le vagin, supportable mais désagréable malgré tout, probablement un tampon égaré.

On se détend, on va regarder ça, déshabillez-vous, même pressée, c'est l'étape incontournable. Oui, n'enlevez que le bas, bien sûr !

Je pars visuellement à la recherche dudit tampon...

Effectivement un objet trône tout au fond : je m'équipe de mes petites pinces magiques, nous allons pouvoir l'identifier dans quelques secondes. J'attrape enfin l'intrus qui se révèle être... le bouchon d'une bouteille de shampooing !

Les sols des salles de bains sont parfois glissants... Elle a dû tomber par mégarde... Elle a eu de la chance, dans son malheur, d'éviter le porte-serviette !

Ne pas avoir l'air surpris fait partie de mon job, retenir mon fou rire également. J'enchaîne donc sur l'étape suivante : affronter son regard... Mission impossible.

Elle observe l'objet avec un détachement proche du dédain. Non, elle ne l'emportera pas chez elle et ne connaît évidemment pas l'origine de cette intrusion.

Ce qui ne l'empêche pas de me remercier infiniment : c'est toujours désagréable d'être habitée par un corps étranger de cette façon... J'imagine (je suis doté d'une imagination débordante) !

Il est des mystères dans la vie et ce fameux bouchon en fait partie. Elle me jure sur la tête de tout ce qui au monde peut avoir une tête – pauvres de nous – qu'elle ne comprend absolument pas comment cet objet a pu atterrir en ce lieu si intime !

En réfléchissant bien, avoir un bouchon de shampooing comme partenaire présente certainement quelques avantages : aucun sujet de discussion ne risque de tourner au vinaigre, par contre pour son cadeau de Saint-Valentin, elle risque d'attendre un moment.

Noter d'envoyer un mémo aux fabricants de produits de beauté, pour qu'ils réétudient la forme ou l'attache de leurs bouchons...

Lundi 2 mars
Sarah L., 40 ans
Sans profession

Elle revient me voir avec ses résultats de prélèvement vaginal. Recherche de chlamydiae : positif. Sa grande naïveté laisse penser qu'elle vit au fin fond d'une grotte, coupée du monde.

« Le traitement n'a plus de secret pour vous... c'est la troisième fois en deux ans !

– C'est une récidive ?

– Non... pas dans ce cas.

– Ça s'attrape comment ?

– Lors des rapports sexuels...

– Impossible ! Je n'ai jamais trompé mon mari !

– Et lui ?

– Qu'est-ce que vous insinuez ?

– Je n'insinue rien, mais une bonne prévention est moins astreignante qu'un traitement, c'est tout !

– J'ai dû attraper ça sur la cuvette des toilettes dans un lieu public... C'est ce qu'il m'a dit la dernière fois.

– Alors, à l'avenir, musclez-vous le fessier pour vous éviter de vous asseoir sur ces maudites cuvettes ! »

Elle s'esclaffe, visiblement ravie de ma réponse. Donne plus de crédit aux propos de son mari, agent immobilier, qu'à moi-même et à mes dix années de médecine.

Penser à ériger un monument en l'honneur de toutes ces cuvettes innocentes, accusées à tort.

Jeudi 11 février
Françoise J., 55 ans
Mariée, 4 enfants

Elle s'allonge sur la table d'examen, je dois procéder à un toucher vaginal pour évaluer l'ampleur des dégâts. Pour lui suggérer de contracter les muscles du vagin sur mes doigts et rendre ainsi l'examen plus détendant, j'utilise ma petite formule habituelle : « Dites bonjour au docteur ! »

Elle, perplexe, se met à bredouiller de façon incessante : « Bonjour, docteur, bonjour, docteur, bonjour, docteur... »

Je me mords les lèvres, dois me ressaisir impérativement avant qu'elle ne me salue pour la dixième fois consécutive.

Mettre un terme à cette situation ridicule sans la ridiculiser, telle est mon urgence... « C'est pas mal, mais cette fois-ci, contractez tout simplement vos muscles... sans parler. »

Françoise réalise alors le quiproquo et nous partons instantanément dans un fou rire.

A la fin de la consultation, je la raccompagne, nous nous disons au revoir... sans métaphore aucune !

Ne pas oublier de me renseigner sur les tarifs des stages à l'Ecole du rire.

Jeudi 7 février
Jessica L., 24 ans
Etudiante en botanique

Des mois qu'on tente de soigner cette mycose, mais celle-ci récidive, persévère et va sans doute finir par tuer leur couple, hurle-t-elle avant même de s'être assise. Elle est désespérée : sa vie sexuelle devient un véritable calvaire, son compagnon va finir par aller se cacher en pleine forêt, lui dont l'extrémité du pénis ressemble plus à une amanite tue-mouches qu'à un gland...

Après l'avoir examinée, je constate qu'il n'y a aucune amélioration, je l'interroge donc sur la régularité des prises du traitement prescrit.

Très énervée, elle commence à se poser des questions à propos de mes compétences en ce domaine... De toute façon, mes médicaments, elle n'en veut plus. A la limite des vomissements chaque fois qu'elle les prend, elle ne supporte plus le goût immonde qu'ils laissent dans la bouche !

« Dans la bouche » ? Je n'ai pas rêvé... Depuis des semaines, elle a sucé les ovules qui étaient destinés à son vagin... Je comprends son écœurement, mais n'ose pas lui demander ce qu'elle fait quand on lui prescrit des pastilles pour la gorge !

Lundi 5 avril
Anouchka G., 38 ans,
Prostituée
Mariée, 2 enfants

Elle est toujours de bonne humeur, ne se plaint jamais, connaît bien les hommes, d'ailleurs elle en a fait sa spécialité. J'aime bien parler avec elle, c'est toujours un moment inattendu et surprenant.

Examen parfait, mais tension faiblarde.

« Je suis épuisée en ce moment !

– Vous avez des soucis ?

– Pas plus que d'habitude, mais je turbine dur, mon atelier ne désemplit pas.

– Atelier ? Vous vous êtes reconvertie dans la peinture ?

– Non, dans le sado-masochisme. C'est un créneau très porteur.

– Porteur de dingues, non ?

– Pas du tout. J'ai une clientèle d'hommes tout à fait normaux, des intellos, des politiques, des chefs d'entreprises, des instituteurs...

– Intéressant !

– L'avantage de ma nouvelle reconversion, c'est que les clients avec qui j'ai des rapports sexuels sont devenus très rares, mon mari préfère !

– J'imagine... Donc tous ces hommes ne viennent que pour être... dominés ?

– Oui, c'est leur façon de prendre leur pied.

– Je ne suis pas là pour juger, à chacun son épanouissement...

– Si un jour vous avez envie de voir à quoi ça ressemble, appelez-moi.

– Désolé, j'ai beau chercher mais même dans mes fantasmes les plus fous...

– Non, je vous dis ça parce que j'en ai quelques-uns qui adorent qu'on vienne les regarder.

– Ça s'arrange... Je me vois bien débarquer à l'atelier, comme vous dites, entre deux accouchements pour concilier détente et altruisme. "Bonjour, monsieur, je viens me ressourcer et augmenter la puissance de votre orgasme en vous observant... Non, ne me remerciez pas, vous savez c'est une vocation, j'ai décidé de mettre ma vie au service des autres !" Mais revenons à nos moutons : je vais vous prescrire un petit remontant, vous verrez, un véritable... coup de fouet ! »

Lundi 24 mai
Sofia P., 30 ans

Très tendue, elle ne dort plus depuis qu'elle a pris rendez-vous pour se faire poser ce stérilet.

Je la rassure : il n'y a rien d'inquiétant dans cette manipulation, c'est indolore et rapide. Ce qui prendra plus de temps, c'est qu'elle se déshabille.

Sofia s'allonge donc et serre les dents instinctivement... Je lui dis alors : « Excusez-moi, j'ai la tremblote, sûrement les conséquences de ma cuite d'hier soir ! » Elle resserre brutalement ses cuisses, et me jette un regard terrifié.

« Vous êtes tellement stressée que vous en perdez votre sens de l'humour ? » Pendant qu'elle rit discrètement, j'introduis l'objet de ses frayeurs en dix secondes :

« Vous pouvez vous lever... votre cauchemar est terminé ! »

Elle se redresse, souriante et apaisée... pas pour longtemps. Prise d'un malaise, elle tombe dans les vapes... Je l'installe alors jambes en l'air, tête en arrière, et elle finit par reprendre ses esprits.

Je lui conseille de rester dans cette position cinq minutes, c'est un malaise vagal qui peut survenir après la pose d'un stérilet.

J'ai déjà une heure de retard sur mes consultations, la salle d'attente est prête à exploser, et le tintement de la sonnette de la porte d'entrée m'informe que tout le monde honore ses rendez-vous...

Sofia va mieux, elle se lève, s'habille, vient s'asseoir face à moi et s'évanouit de nouveau. Je recommence mon sauvetage, pousse deux, trois objets pour surélever ses jambes sur mon bureau, lui donne un verre d'eau, quelques minutes plus tard, tout va bien (sauf dans la salle d'attente où des rumeurs de rébellion se font entendre).

Elle peut donc s'en aller maintenant... Un dernier malaise dans mes bras devant la porte et rebelote ! Cette fois-ci je l'allonge sur la moquette. Si près du but, je ne vais pas gâcher mes chances de la voir franchir le seuil de ma porte avant demain !

La troisième est la bonne. Elle revient à elle et se sent enfin capable de me quitter...

Faire une annonce dans la salle d'attente aux dix patientes impatientes qui l'applaudiront toutes en chœur !

Afficher quelques règles de vie au mur de la salle d'attente telles que : considérez et respectez celles qui vous précèdent.... et celles qui vous suivent...

Vendredi 3 février

La nuit fut blanche, trop blanche..., à croire qu'elles se sont toutes donné le mot :

« Cette nuit, les filles, on fait un tir groupé et on accouche toutes en chœur, pleine lune ou pas, la nuit sera expulsive ou ne sera pas ! » On appelle ça la solidarité féminine, je crois.

J'arrive au cabinet, déterminé à boire les dix cafés qui chasseront de mon esprit cette idée saugrenue de dormir. A peine suis-je assis, le téléphone sonne, je décroche, une voix féminine me parle, on me transmet des résultats d'analyses, je me concentre :

– « Frottis vaginal : présence de mycoplasmes, trichomonas, polynucléaires, mycoses... »

(Silence.)

« Dites-moi, ce n'est plus un vagin, c'est le Bazar de l'Hôtel de Ville !

– Pardon, docteur ? »

A cet instant précis, je réalise que je ne suis pas en ligne avec le labo, mais directement avec la propriétaire des lieux !

Je m'en sors tant bien que mal par une pirouette.

Eviter l'humour... au moins jusqu'à la fin de cette journée.

Mardi 7 février
Sylvianne A., 44 ans
4 enfants

Elle ne supporte plus la contrainte de la pilule, enfin décidée à rejoindre le clan des femmes à stérilet. Et quand Sylvianne décide quelque chose, rien ni personne ne l'arrête. Il ne faut pas oublier qu'elle a été cheftaine scoute pendant quinze ans !

Après la pose, elle se détend : « J'appréhendais, mais vous avez raison c'est absolument indolore ! »

Elle se rhabille et revient s'asseoir en face de moi. Mon regard est subitement attiré par... une petite culotte lâchement abandonnée sur le sol, à côté de la table d'examen. Je me lève pour ramasser l'objet du délit, un string rouge cousin d'un timbre-poste. Je ne pensais pas Sylvianne si coquine !

Je m'approche d'elle et lui tends du bout des doigts. « Je préfère vous la rendre... en cette saison, vous risqueriez d'attraper froid ! »

Elle me rétorque en rougissant : « Je vous remercie, docteur, mais cette... chose ne fait pas partie de ma garde-robe ! »

J'aurais dû m'en douter... Pas du tout raccord avec la panoplie serre-tête de velours et jupe plissée bleu marine.

Je cherche désespérément une place où déposer ce machin et reprends sans sourciller ma conversation sur le mode de vie à adopter après la pose du stérilet de Sylvianne.

Avec l'expérience, j'ai fini par comprendre ce phénomène : certaines femmes ne portent jamais de culotte, les rebelles du sous-vêtement se sont réveillées un beau matin et ont dit STOP !

Paradoxalement, dans les rares cas où elles en enfilent une elles se voient obligées de l'enlever quelques instants plus tard. Cette gymnastique de l'esprit provoque souvent un bug d'où le troupeau de petites culottes abandonnées que je recueille chaque année et qu'on ne me réclame jamais.

Noter d'acheter une petite commode spéciale lingerie et prévoir d'organiser une vente privée une fois par an, reverser tous les bénéfices à un organisme humanitaire digne de ce nom.

Les douleurs

Des sujets graves, qui malheureusement sont inhérents à la vie. Mystérieuse répartition entre les individus, ces épreuves qui renforcent quand elles ne tuent pas marquent l'histoire de chacun.

Qu'il s'agisse de choix déterminants, de douleurs de ne pas pouvoir procréer, de maladies, il n'y a pas une journée où je n'y suis pas confronté.

Vendredi 25 avril
Carine F., 34 ans
2 enfants

Malgré tous les artifices qu'une femme peut mettre en œuvre pour se métamorphoser, je sens qu'elle ne va pas bien. Son regard est triste.

« Comment va la famille ?

– Ça va...

– Et avec votre mari ? »

Elle s'assombrit :

« Je ne sais plus où j'en suis...

– Vous avez quelqu'un ? »

Elle hésite et finalement avoue. Elle est partagée entre légèreté et culpabilité. Ne peut abandonner sa passion du moment et se déteste de s'allonger à côté de son mari après avoir été aimée une partie de l'après-midi par un autre. Ses journées sont rythmées par des moments de bonheur intenses, anéantis par une vraie tristesse au fond...

Elle se perd.

« Laissez faire le temps, dédramatisez, mais surtout protégez-le, qu'il ne sache jamais ! »

Elle se déshabille pour que je l'examine.

« Vous vous protégez ?
– Pas toujours... »
Ce qui, traduit en langage féminin, signifie : « jamais ».
« Il me semble que vous êtes enceinte, Carine ! »
Aucun son ne franchit le barrage de sa gorge nouée. Elle n'ose pas me regarder, reste prostrée.
« Je suis là pour vous aider, en aucun cas pour juger. »
Elle n'entend pas, s'est échappée dans des souvenirs d'ébats sexuels, elle mène l'enquête, torture sa mémoire.
« Faites un dosage hormonal au plus vite et appelez-moi dès que vous aurez les résultats.
– Je suis une idiote doublée d'une irresponsable.
– Ça fait beaucoup pour une seule femme... Arrêtez de ruminer, on va surmonter cette épreuve ensemble. »

La légèreté et l'insouciance ont parfois un prix trop cher payé chez les femmes. Double culpabilité, violent retour à la réalité, à l'essence même de la vie, souffrance morale renforcée par la douleur physique au plus profond de leurs entrailles.

Dans une vie idéale, la culpabilité n'existerait pas... ou serait d'une telle force qu'elle empêcherait de commettre les actes qu'on regrette.

Carine a pris la décision de garder cet enfant. Quand Jules est né, c'est son mari qui était à ses côtés et qui lui tenait la main. Je ne lui ai jamais demandé si elle savait qui était le père. Je sais qu'elle le sait, c'est son secret et je le respecte.

Mercredi 8 février
Sandrine L., 35 ans
célibataire

Je la suis depuis quinze ans. Elle fait partie de ces femmes qui sont brouillées avec leur image depuis l'adolescence. Se sent tellement laide qu'elle a fini par le devenir.

Elle vient trois fois par an, davantage portée par l'envie de parler à quelqu'un que par une réelle nécessité de consulter. Entre nos rendez-vous, elle m'envoie par la poste des gâteaux au chocolat en forme de cœur, fabriqués de ses petites mains. Elle n'est pas amoureuse, mais a fait un transfert d'amitié ; elle a simplement besoin de moi. Je suis là pour l'écouter.

Accouchement matinal, retards successifs, la salle d'attente devenue salle de désespoir est bourrée à craquer. Après avoir attendu longuement, elle passe enfin le pas de ma porte, rougissante, hésite comme toujours sur le choix de la chaise et s'assied maladroitement.

Elle enchaîne sur ses problèmes métaphysiques, elle est très seule, je dois la rassurer, je sais faire.

Je l'ausculte, retourne à mon bureau et lui dis :

« Alors, vous n'avez toujours pas trouvé de fiancé... Que font les hommes ? Si ça continue c'est moi qui vais être obligé de vous le faire, ce bébé ! »

Elle me regarde, se décompose, se précipite vers la porte et me dit :

« Comment osez-vous plaisanter avec des choses aussi graves ! »

Je réalise alors que mes mots lui ont fait l'effet d'une bombe. Je n'étais là que pour l'écouter. J'ai franchi la limite qu'elle s'est construite, suis devenu acteur dans le monde qu'elle s'est forgé. Je regrette mes paroles. Décidément c'est une bien sombre journée.

Je ne la reverrai plus pendant dix ans.

Réserver mon humour à certaines catégories de femmes... M'assurer que le graveur de plaques n'a pas ajouté « Psychothérapeute », sous la mention « Gynécologue obstétricien. »

Mardi 14 février
Florence C.,
35 ans

Florence a cinq enfants. C'est moi qui les ai mis au monde, tous par césarienne. Pour le dernier, l'opération était déjà risquée Ce jour-là, face à la vision de cet utérus meurtri et prêt à exploser, j'ai donc pris l'initiative de lui ligaturer les trompes pour qu'elle ne mette pas sa vie en danger avec une nouvelle grossesse.

Cas rarissime : malgré mon intervention, deux ans plus tard les trompes se sont réveillées. Elle est de nouveau enceinte !

Je lui expose les risques qu'elle encourt... Son utérus n'y résistera probablement pas. La prudence serait un avortement thérapeutique. Ses yeux, suspendus à mes lèvres, ont perdu leur éclat en entendant ces mots. Elle ne se donne pas le droit d'envisager cette solution, sa religion le lui interdit...

Puis-je lui garantir qu'elle risque sa vie, puis-je m'engager sans faille et lui jurer qu'elle n'a aucune chance de donner la vie à cet enfant ?

Non, je ne peux pas. La médecine n'est pas toujours une science exacte. Mais mon rôle est avant tout de sauver des vies, analyser les risques, prévenir les drames avec lucidité et clairvoyance...

« Je ne veux pas vous perdre. Vous avez déjà cinq trésors... Un sixième et la vie risque de vous filer entre les doigts. J'ai peur pour vous.

– Je n'ai pas le droit de choisir. Ce n'est pas à moi de décider de qui vivra ou pas, c'est le rôle de Dieu...

– Mais... votre Dieu, vous croyez qu'il a envie que vous risquiez votre vie ? Laisser cinq bambins sans maman... Alors qu'elle a le choix de ne pas mourir ? Comme ça, en tout cas...

– Je ne sais pas... La seule certitude que nous ayons vous et moi, aujourd'hui, c'est que je porte la vie... »

Elle se torture l'esprit. A partir de cet instant elle sait qu'elle seule peut prendre cette décision. Toute religion, quelle qu'clle soit, devient dangereuse poussée à l'extrême. Comme si elle s'octroyait le pouvoir de lobotomiser une partie du cerveau...

« L'idéal serait qu'on ait un moyen de Lui poser la question, à votre Dieu, un numéro de portable ou une adresse e-mail serait salutaire... »

Elle sourit... pose ses mains sur son ventre, réflexe protecteur... Eternelle question : à quel instant démarre la vie ? Je lui propose de réfléchir jusqu'à la fin de la semaine, et de revenir me voir avec son mari. J'ose imaginer qu'il ne souhaite pas prendre le risque de la perdre...

Elle a décidé de garder cet enfant, la grossesse s'est bien passéc. Elle a dû subir une hystérectomie. Néanmoins, je ne regrette pas mon attitude.

Vendredi 5 janvier

Suzanne m'appelle des Etats-Unis où elle est installée depuis deux mois. C'est une patiente que j'aime beaucoup, elle a eu pas mal de problèmes que nous avons chaque fois résolus.

Avant son départ pour l'Amérique, après l'avoir examinée, je l'avais mise en garde. Ne vous laissez pas convaincre d'enlever ce fibrome, il est tout petit, vous partez vous installer chez les maniaques du bistouri, mais rien ne justifie une intervention. Si le doute s'immisce dans votre esprit, appelez-moi immédiatement.

Elle a une petite voix...

« Je suis à l'hôpital.

– Qu'est-ce qui vous arrive ?

– On m'a opérée d'urgence... Mon gynéco disait que c'était cancéreux...

– Et alors ? Vous vous sentez comment ?

– Mal... Il vient de m'annoncer que j'ai finalement de la chance, que ce fibrome n'avait rien de cancéreux. Ils m'ont opérée pour rien... »

J'ai développé une énergie considérable pendant des années pour lui éviter cette opération et à peine avait-elle échappé à ma vigilance, qu'un fou furieux de la chirurgie sautait sur son bistouri... sans raison valable !

On essaie de positiver : on ne va pas se mettre à le regretter, ce petit fibrome. On s'y était attaché avec le temps, mais après tout...

« Quand vous serez de passage à Paris, Suzanne, passez me voir, on boira à sa santé ! »

Mardi 23 avril
Laura J., 29 ans,
2 enfants

Elle a eu son premier enfant à vingt ans, avec l'homme avec qui elle vit toujours aujourd'hui. C'est une jeune femme forte et fragile à la fois. A peine est-elle installée face à moi, je lis dans son regard une détermination farouche.

« Je ne supporte pas le stérilet, la pilule me rend malade, j'ai bien réfléchi, pour moi il n'y a plus qu'une solution !

– J'ai peur de comprendre votre raisonnement...

– J'ai deux enfants, je n'en veux pas d'autres, mon mari non plus, d'ailleurs. J'ai envie de vivre pour moi. Je veux que vous me ligaturiez les trompes !

– Vous avez vingt-neuf ans, dans deux ans si vous changez d'avis vous allez le regretter amèrement.

– Mais mon mari ne veut plus entendre parler d'autre bébé...

– Et si vous changez de mari dans quelque temps...

– C'est impossible, on s'aime !

– Ecoutez-moi, c'est très joli tout ça mais ne comptez pas sur moi pour vous opérer. Je m'y refuse et c'est sans appel. Par contre, si vous voulez qu'on réfléchisse à des modes de contraception, je suis là pour vous aider...

– Je n'ai confiance qu'en vous, je ne veux pas me remettre entre les mains d'un autre gynéco...

– Donc nous allons trouver une solution... moins radicale. »

Je sais que la vie nous réserve des surprises dont on se passerait volontiers. Tout peut basculer de la vie à la mort en si peu de temps... Cette femme est trop jeune, je n'ai pas le droit de lui enlever le pouvoir de donner la vie de nouveau ! Au cas où il arriverait malheur à l'un de ses enfants, lle aura sans doute moins de mal à imaginer l'avenir si elle a encore le choix d'être maman.

Une décision de cet ordre, définitivement irrémédiable, ne peut être prise à un âge si jeune.

Je réussis à la convaincre, je suis heureux.

Mercredi 5 novembre

Mon assistante me passe un appel urgent. Au bout du fil, Gong L., en pleurs, au Centre de transfusion.

Je l'ai reçue en urgence ce matin, enceinte de deux mois et demi. Elle vient de faire une fausse couche. Je l'ai écoutée, rassurée et lui ai dit de m'appeler si ses larmes ne tarissaient pas.

Elle a un groupe sanguin dont le rhésus est négatif, alors que celui de son mari est positif. Afin d'éviter une éventuelle destruction des globules rouges d'un futur bébé lors d'une prochaine grossesse (si ce fœtus était de rhésus positif), il lui faut un vaccin antirhésus.

A faire dans les soixante-douze heures qui suivent, cette injection est capable de détruire rapidement les globules rouges de l'enfant qui ont fait irruption dans la circulation maternelle, de sorte que l'organisme de la mère n'a pas de raison de s'immuniser, puisqu'il n'a pas d'antigènes à reconnaître comme étrangers. Ce vaccin n'est délivré à cette époque que par le Centre de transfusion sanguine. Je lui ai donné l'adresse et l'ai envoyée immédiatement chercher le sérum.

Elle ne maîtrise pas encore très bien notre langue et son accent fait instantanément voyager au pays des rizières. Malgré tout, j'arrive à la comprendre.

« Vous avez trouvé le Centre de transfusion ?

– Oui... mais à mon arrivée, ils m'ont allongée, m'ont ardée une heure, ont pris un litre de mon sang et je ne comprends toujours pas pourquoi je suis là !

– Passez-moi une infirmière ou un médecin, je vais arranger ça... »

J'explique à une jeune femme que Gong n'est pas venue donner son sang, mais chercher le fameux vaccin. L'infirmière se confond en excuses : « Vous savez, cet accent... »

Si vous aviez simplement pris plus de temps pour la comprendre, elle n'en serait pas là !

Noter d'escorter certaines de mes patientes quand elles quittent mon cabinet pour m'assurer du bon déroulement de leurs démarches ultérieures...

Prévoir donc un créneau de deux heures entre chaque consultation !

Le cancer

Cancer : six lettres effroyables que personne n'a envie d'entendre et que personne n'a envie d'annoncer. Choc frontal énorme sur fond de résonance mortelle, cette annonce fait instantanément basculer le présent dans un avenir hypothétique.

Après la secousse magistrale de la nouvelle, l'instinct de survie prend le dessus : aucune femme ne refuse le traitement, chacune finit par se battre. Chaque être humain est exceptionnel en ce sens qu'il est unique, mais avec l'expérience je peux affirmer que face à une grave maladie, toutes les femmes que j'ai vues ont la même réaction : redresser la tête et se lancer dans la course à la guérison. Survivre dans un premier temps, dans un deuxième affronter et se battre pour que la vie continue.

Grâce à la prévention, je suis dans la majorité des cas à l'origine du dépistage et donc rarement confronté à des cas extrêmes, désespérés, qu'il s'agisse de cancer du sein, de l'utérus ou des ovaires.

Dans les cas de cancer du sein, la mammographie reste la technique de choix comme premier examen. Elle est pratiquée dans deux circonstances : soit dans le cadre d'un dépistage systématique à partir de trente-cinq ans en cas d'antécédents, tous les deux ans, à partir de quarante ans pour les femmes qui n'ont aucun antécédent de cancer du sein, soit dans le cadre d'un diagnostic faisant suite à la découverte anodine d'une zone irrégulière ou d'une grosseur. Il n'est pas possible de donner d'emblée un diagnostic définitif et si la mammographie permet de constater qu'il existe une anomalie du sein, elle ne permet pas de déterminer avec certitude qu'il s'agit ou non d'un cancer. Il est alors nécessaire de la compléter par d'autres techniques plus précises comme l'échographie qui devient de plus en plus systématique. En cas de doute très important, la biopsie vient confirmer le diagnostic.

Le rôle du médecin traitant est éminemment important. La patiente remet sa vie entre ses mains dans le but d'écarter l'idée de la mort qui vient de surgir au détour du chemin. Elle doit être en confiance absolue afin d'avoir une profonde conviction de sa guérison pour pouvoir affronter les différents traitements de façon plus sereine.

Le rôle de l'entourage est fondamental pour aider à mieux surmonter cette épreuve. Savoir en parler à certains, savoir se taire avec les autres, l'expérience apprend à jongler avec cet exercice difficile. Le cancer terrorise, les gens ont peur et chacun se trouve confronté à ses propres angoisses. Pour tenir, il faut donc se préserver des phrases maladroites, des sourires condescendants et des regards de compassion. La vie continue pour les autres, le monde ne s'arrête pas de tourner, et ça fait mal d'en prendre conscience.

Garder le moral reste le mot d'ordre, il doit surtout signifier « savoir trouver la meilleur adaptation à la situation qu'on vit ».

A l'inévitable question « pourquoi moi ? », on ne peut qu'émettre des hypothèses. Quelle alchimie a permis à cette maladie de m'envahir, pourquoi mon corps m'a trahie ? On ne sait pas répondre. Toujours est-il qu'on a au fond de nous des ressources insoupçonnées, des bonnes comme des mauvaises.

Lundi 2 novembre
Laurence F., 41 ans

Je respire profondément avant qu'elle n'entre. Après une mammographie suspecte, je l'ai envoyée faire une biopsie du sein. A la lecture des résultats, je dois lui annoncer qu'elle a un cancer. Je l'ai appelée hier, lui ai dit de venir aujourd'hui. Je sais que chaque mot que je vais prononcer aura une énorme signification. Je sais que chacun de mes regards sera interprété, je sais qu'elle guettera au fond de mes yeux une lueur d'inquiétude. Je voudrais que cet instant n'existe jamais, que la vie soit toujours douce et belle.

Elle entre enfin, déterminée comme un condamné qui presse le pas pour monter à l'échafaud afin d'en finir plus vite. Ses yeux sont cernés par la nuit blanche qu'elle vient de passer, la première d'une longue série. Elle s'assied sans enlever son manteau, plante ses yeux dans les miens et déclare :

« J'imagine que si vous m'avez fait venir c'est que les nouvelles sont mauvaises...

– J'ai reçu vos résultats. On a trouvé quelques cellules cancéreuses. »

Elle s'effondre, sans bruit, tente de retenir ses larmes, puis capitule.

« N'ayez pas peur, le point positif, c'est qu'il est pris à temps. Dans quelques mois, vous serez rétablie.

– Rétablie, mais bancale, vous voulez dire, je serai amputée d'une partie de ma féminité.

– Absolument pas, les progrès considérables de la médecine font qu'au pire, on n'enlève que la tumeur. Faites-moi confiance, je vous remets entre les mains du meilleur cancérologue, un type formidablement humain.

– Jurez-moi de me dire toute la vérité... Si je suis fichue et qu'il n'y a aucun espoir, je veux le savoir, je suis prête à l'entendre.

– Je ne mens jamais dans ce genre de circonstances, et je n'ai aucun intérêt à minimiser votre cas, ce ne serait pas vous aider.

– Je ne veux pas mourir... Je crois que je n'ai jamais eu autant envie de vieillir qu'aujourd'hui.

– Est-ce que j'ai la tête du médecin désespéré qui sait que sa patiente ne va pas s'en sortir ? Non, alors on va y croire parce qu'on a toutes les chances de gagner.

– Je bascule dans un autre monde... tout s'effondre... comment je vais l'annoncer à mon mari ?

– C'est vous qu'il faut préserver, pas les autres. C'est à votre entourage de prendre soin de vous. Je sais à quel point ce que vous êtes en train de vivre est dur, mais je sais aussi que vous en sortirez grandie même si aujourd'hui ces mots vous paraissent utopiques parce que c'est le présent que vous devez affronter.

– J'ai hâte qu'il devienne un passé lointain... Et nous deux, on va se revoir quand ?

– Je ne vous abandonne pas, je vais vous suivre de près. Vous m'appellerez tous les quinze jours pour me donner de vos nouvelles, on reste en contact jusqu'au bout de l'aventure. »

Je sais qu'elle n'oubliera jamais ces quelques minutes passées dans mon cabinet, que cet instant restera gravé pour l'éternité dans ses souvenirs. Je sais qu'à partir d'aujourd'hui, il y aura un avant et un après.

Jeudi 3 mai
Christelle C., 40 ans

Il y a quelques semaines une mammographie douteuse m'a amené à effectuer une biopsie du sein. Au moment de l'intervention, quelqu'un du labo est à nos côtés au bloc, prêt à analyser l'échantillon. En cas de problème, on peut retirer une masse plus importante immédiatement.

Le résultat est tombé comme un couperet : positif.

J'attends son réveil pour lui annoncer ce que personne n'a envie d'entendre.

Je marque un temps d'arrêt avant de poser ma main sur la poignée de la porte de sa chambre. Quelle violence, jamais je n'arriverai à être détaché de ces paroles qu'on prononce presque à voix basse, comme si elles allaient faire moins mal... Chaque fois, c'est le choc absolu. Mais l'espoir existe, on va traiter et surtout on va lutter pour gagner. Je la prends dans mes bras, la serre de toute ma tendresse.

Quelques jours ont passé. Le labo me rappelle. Pas de cellules cancéreuses, ils ne comprennent pas... Ça arrive parfois. En même temps, c'est une bonne nouvelle.

Bien sûr, mais c'est encore à moi de faire le messager... Et mes ailes n'ont toujours pas poussé... Comment trouver les mots à nouveau ?

J'ai appelé Christelle, lui ai fixé un rendez-vous, pour lui parler de vive voix.

C'est l'heure... Elle arrive donc dans mon bureau avec ce fameux regard qui n'appartient qu'à ceux qui viennent de réaliser combien la vie est précieuse... fragile aussi.

Je la sens prête à entendre le pire.

Je lui explique qu'après réexamen des lames et confrontations de plusieurs médecins, on ne trouve finalement pas de traces de cancer.

Elle est perdue, elle s'est préparée à affronter la maladie, a fini par accepter l'inacceptable pour apprendre quelques jours plus tard que le mal n'existe pas. Elle n'arrive plus à se situer : qui est-elle, une femme malade ou en parfaite santé ? Comment peut-elle me croire, où est la vérité, les donnes vont-elles encore changer la semaine prochaine ?

Lui redonner confiance, en la vie, en la médecine, et en moi aussi... accessoirement.

Dans un monde idéal, la médecine serait une science exacte.

La stérilité

Des mois, des années à guetter un indice de début de grossesse, quelques nausées, des seins plus tendus, un tressaillement au fond du ventre.

Des années à avoir rendez-vous à dates fixes pour faire l'amour, motivé par une finalité plus que par le désir. Des années à pleurer tous les mois quand immanquablement des gouttes de sang finissent par s'échapper de ce corps incapable, pour prouver l'échec, une fois encore...

Des jours sans fin à ne croiser que des femmes au ventre arrogant qui brandissent fièrement l'étendard de futures mères... Des poussettes trop envahissantes sur les trottoirs, des sorties d'école trop bruyantes... Un vide énorme, une blessure invisible...

Envie de vomir, oui, mais de ne pas pouvoir enfanter, d'être incapable de donner la vie à un petit être issu de soi, un fruit de l'amour. Amour qui risque de s'éteindre à force de s'étreindre pour de mauvaises raisons... Abandonner ce rêve...

Non pas tout de suite... attendre encore jusqu'à avoir raison.

Ne pas capituler, à juste titre parce que heureusement, aujourd'hui, on arrive à résoudre 95 % des stérilités, grâce aux nouvelles techniques médicales et grâce au dialogue.

Au tout début, on mène l'enquête sur les raisons de cette non-conception. Après un certain nombre d'investigations qui débutent en douceur – courbe de température, dosage hormonal –, puis exploration des trompes et de la cavité, sans oublier de chercher les causes chez le partenaire, on est en mesure de savoir si on se trouve face à une stérilité d'une grande simplicité, ou face à une autre plus complexe.

Parfois, le simple fait d'extérioriser sa douleur, de venir l'exprimer face au médecin, permet de faire sauter le verrou, de débloquer cette incapacité momentanée à donner la vie

Il ne faut jamais entrer dans un système de stérilité dans un contexte normal et simple. Une femme qui désire un enfant met, en moyenne, entre six mois et un an à tomber enceinte après l'arrêt des contraceptifs. Il n'y a rien de schématique dans ce domaine et médicaliser trop tôt ne fait qu'engendrer angoisses et blocages.

Souffrance personnelle très profonde, la stérilité est un sujet délicat, un domaine d'une extrême sensibilité, et à juste titre, les patientes confrontées à ce problème sont en forte demande. Une immense responsabilité du médecin est en jeu. Elles remettent entre ses mains leur descendance et attendent de vous que vous mettiez un terme à leur attente. La simple évocation du mot « stérilité » devient une atteinte à leurs propres tripes.

Dans ce métier, et surtout dans cette spécialité, on ne domine et on ne maîtrise pas tout. J'en ai tiré de grandes leçons d'humilité.

Les causes psychologiques d'échecs sont immenses et, à compétence égale de gynécologue, je me suis rendu compte, ô combien, plus que jamais, que la relation de confiance entre la patiente et son médecin est primordiale. C'est pourquoi de nombreuses femmes changent de médecin régulièrement. Les « globe-trotteuses » de la stérilité se promènent de l'un à l'autre sans arrêt.

Je vois des femmes d'un courage exceptionnel, enragées, prêtes à tout affronter et supporter pour avoir un enfant, qui font preuve, d'une hargne et d'un acharnement hors du commun.

Les examens sont parfois douloureux, généralement désagréables, les traitements sont astreignants : piqûres quotidiennes, stimulation ovarienne, ce problème prend la tête, le temps et la vie. C'est un rappel à l'ordre quotidien. Comment avoir du recul quand chaque jour vous oblige à accomplir des gestes qui vous renvoient à un sentiment d'échec.

La patience est une des qualités essentielles pour traverser cette épreuve. L'attente est parfois très longue et la chance de réussir ne se présente qu'une fois par mois. Quand les mois s'égrènent, on comptabilise en années, et on redoute ce temps qui passe, ne se rattrape pas et rapproche trop vite d'une ménopause sans appel. Si la fin de l'attente se transforme en fin d'espoir, elle laisse un goût amer. Le tintement de l'horloge biologique devient trop assourdissant et les aiguilles semblent s'accélérer dans une course-poursuite trop injuste.

Une femme qui a envie d'un enfant est prête à tout, un homme nettement moins. Le simple fait d'évoquer le mot spermogramme le paralyse. Pourtant cet examen n'est pas douloureux et n'a rien d'inquiétant... hormis la peur du résultat. Père en puissance, comment peut-on mettre en doute sa toute-puissante fertilité, et par conséquent toucher à sa virilité ?

Et pourtant, aujourd'hui il y a une forte diminution de la fertilité chez les hommes. 30 % des stérilités sont d'origine masculine. Non seulement les hommes produisent moins de spermatozoïdes qu'avant, mais leur qualité est moins bonne, ils sont moins performants.

Le spermogramme permet d'évaluer avec précision un certain nombre de paramètres : le nombre de spermatozoïdes, leur mobilité, leur taille et leur forme, le volume du sperme ainsi que le dosage de certaines substances normalement présentes. Cet examen doit être précédé de trois jours d'abstinence sexuelle.

Je suis toujours effaré de constater chez certains hommes une hésitation quand ce n'est pas un refus, à faire ce test. En comparaison de ce que leur femme a subi jusque-là, cette attitude de mâle bafoué est inadmissible. L'idée d'avoir à déposer leur substantifique moelle dans un flacon, c'est-à-dire ailleurs que là où ils l'auraient décidé, leur est insupportable. Ils se sentent déjà humiliés. Bien au-delà d'une certaine forme de pudeur, le refus de pratiquer cet examen révèle une véritable incapacité à se remettre en question.

S'il faut être deux pour procréer, il ne faut pas oublier qu'il faut également être deux pour rechercher les causes de l'infertilité. Bien souvent, les femmes sont complices car elles n'osent pas demander leur collaboration, par peur de leur réaction.

Dans tous les cas de stérilité, la confiance et l'espoir doivent perdurer en raison du nombre croissant de succès et de réussites.

Malheureusement il existe des stérilités inexpliquées qu'on met trop facilement sur le compte psychologique. On continue malgré tout à s'acharner jusqu'au jour où l'âge fait qu'on se doit s'arrêter. Chaque fois qu'on évoque l'échec définitif, quand le désir d'enfant est toujours présent, rien n'est perdu si l'adoption est une solution envisageable. Mais il faut être solide psychologiquement et le chemin est chaotique et douloureux pour arriver à faire le deuil de l'enfant biologique et de la grossesse, pour enfin trouver la paix.

Le but de ce livre n'est pas d'établir une liste de toutes les causes médicales de la stérilité. Je tiens à insister sur le fait que la médecine a ses limites, que le dialogue entre le médecin et sa patiente est essentiel, c'est pourquoi les anecdotes que je vais vous conter sont l'histoire de femmes confrontées à des blocages psychologiques.

Mardi 12 mai
Estelle, 41 ans
1re visite

Depuis huit ans, elle essaie d'avoir un enfant sans autre résultat qu'une attente interminable. Elle a donc décidé de changer de médecin puisqu'elle ne peut pas changer d'entrailles. Elle m'apporte son dossier, remet entre mes mains toutes les preuves de son désarroi, un énorme dossier d'échecs. Je le regarde attentivement et vérifie qu'elle a fait tous les examens.

« J'ai quitté le gynécologue qui me suivait jusqu'à présent parce qu'il m'a clairement dit qu'on avait fait le tour de la question.

– Je préfère vous prévenir, je ne suis pas un faiseur de miracles, malheureusement.

– On ne sait jamais... en y réfléchissant, c'est bien la seule chose que je n'ai pas tentée, aller à Lourdes ! »

Je souris tout en me concentrant sur son dossier et je constate qu'elle a fait tous les examens, sauf un, un seul.

« Si je devais juste donner un avis personnel, ce serait celui-là : compte tenu des nouvelles technologies, des découvertes récentes, il reste un examen à faire, si vous êtes d'accord.

– Tout ce que vous voudrez. Je ne suis plus à un examen

près... et je ne sais pas pourquoi, mais je n'ai pas encore capitulé.

– Très bien, il est donc à effectuer après vos prochaines règles. Je vous reverrai quand j'aurai les résultats. »

Il se trouve que ce jour-là, j'avais le temps. Alors je l'ai questionnée et on a longuement parlé.

« Y a-t-il quelque chose de précis qui vous angoisse dans le fait d'avoir un enfant ?

– Oui, deux ou trois choses... J'ai peur de prendre trop de poids et que mon mari ne me regarde plus avec le même œil.

– Il en a envie, de cet enfant, autant que vous, j'imagine ?

– Bien sûr, chaque mois qui passe est une déception pour lui aussi.

– Donc il sait qu'une femme enceinte grossit, il s'y attend. Du reste, personne ne vous oblige à prendre vingt-cinq kilos. Ça ne vous arrive pas de croiser des femmes enceintes que vous trouvez belles ?

– Si... Je ne vois que ça, d'ailleurs.

– S'il y a bien un moment de la vie où les femmes ont le droit et le devoir de grossir c'est celui-là, non ? »

Elle sourit, puis une angoisse assombrit son visage.

« J'entends des histoires terribles à propos d'accouchement. Ça fait peur...

– Je suis bien placé pour vous l'affirmer : il y a un monde entre ce que vous entendez et la réalité. Moi, je vois essentiellement des histoires d'accouchements magnifiques. On n'est plus au Moyen Age, on ne meurt plus en couches et, avec la péridurale, vous pouvez lire le journal en même temps, ou presque !

– D'accord, mais après... Cette mutilation d'épisiotomie, j'en ai mal d'avance.

– Avec l'idée que vous vous faites de l'accouchement, vous ne pourriez être qu'agréablement surprise. Une épisiotomie, c'est rien du tout, complètement indolore au bout de quelques jours et parfaitement invisible par la suite. »

Elle me livre alors des confidences sur son enfance, ses relations avec son père, sa mère et nous discutons un bon moment. Je lui propose d'assister à un accouchement pour apaiser ses angoisses. Au moment du départ, je la sens rassurée, sereine, tellement bien. Au fond de son regard jaillit une lueur d'apaisement.

Trois semaines plus tard, je n'y pensais plus quand elle m'a appelé pour me dire qu'elle n'a pas pu faire l'examen. Elle a attendu ses règles, qui tardaient à venir, mais l'expérience lui faisait dire qu'un peu de retard ne rime pas forcément avec espoir. Les jours ont passé et ce redoutable liquide rouge ne s'est pas manifesté. Elle a fini par faire un test sans trop y croire, et quelle n'a pas été sa joie quand le résultat positif s'est imposé ! Elle est enceinte, le miracle s'est enfin produit !

Je suis heureux, j'ai le sentiment d'avoir été utile.

Après huit années d'espoirs déçus, elle est tombée enceinte le jour ou le lendemain de notre rendez-vous !

Malgré la concordance de dates, je ne suis pour rien dans sa fécondation ! En niant cette hypothèse, je ne peux que constater que le verrou a sauté, enfin. Une relation de confiance s'est créée entre nous, j'ai pris mon temps pour lui parler, comme rarement.

On est devenus tellement techniques, gadgets, radios, scanners, qu'on est souvent trop rationnels. Ces expériences nous ramènent à la réalité des choses.

Si on pouvait adjoindre un psychologue à chaque fin de consultation, certains problèmes de stérilité seraient résolus beaucoup plus rapidement.

Mercredi 25 septembre
Jeanne J., 43 ans
4 années de stérilité

Elle est ma patiente depuis dix ans. Je n'ai jamais vu quelqu'un avoir autant envie d'un enfant. Quatre années de traitement, un véritable parcours du combattant, huit fécondations *in vitro* (FIV) dont la dernière il y a six mois, fracassante comme la dernière chance envolée. Des jours à verser des larmes, des nuits à culpabiliser d'être incapable d'enfanter, d'en vouloir à ce corps qui n'entend pas ce qu'elle souhaite au plus profond d'elle-même. Une colère incontrôlable, une souffrance quotidienne. Un sentiment épouvantable d'échecs à répétition, d'échec tout court.

Depuis dix ans, elle n'a vécu que pour ça, jusqu'à ce qu'on abdique, parce que à quarante-trois ans, ses chances d'être enceinte tournaient autour de zéro.

Elle entre les traits tirés, l'air désabusé. Elle s'assied et m'explique :

« Rassurez-vous, j'ai renoncé à mon rêve. Ma dernière FIV a été à la hauteur de mon pire cauchemar. Je savais que c'était la dernière chance et qu'on arrêterait tout après... On arrête d'essayer, on arrête d'espérer, mais on continue à vivre, enfin on essaie... Je ne suis pas venue pour vous parler de tout ça, d'ailleurs, que vous connaissez par cœur. J'ai un problème : je n'ai plus mes règles, j'ai bien peur d'être entrée dans l'ère de la ménopause. »

Je l'ausculte et découvre un utérus gros comme un pamplemousse. Deux solutions me viennent à l'esprit : fibrome ou grossesse. La deuxième est tellement chargée de conséquences que je préfère ne rien dire avant d'en avoir la certitude à cent pour cent. Me taire plutôt qu'offrir un ultime espoir inimaginable, un cadeau empoisonné.

« Je vais vous prescrire une série d'examens de sang. Je trouve votre utérus un peu gros mais on en saura plus avec les résultats. »

Je lui tends l'ordonnance dans laquelle j'ai inclus un test de grossesse.

Le lendemain, je reçois ses résultats : elle est enceinte. J'ai envie de crier ma joie à tout le quartier, mais avant de descendre dans la rue, s'il y a bien quelqu'un à qui je dois l'annoncer, c'est elle. Je décroche mon téléphone et l'appelle :

« Jeanne, j'ai vos analyses. Vous êtes bien assise ? Vous êtes enceinte !

– Pardon ?...

– Pour tout vous dire, je n'en reviens pas non plus. Vous êtes victorieuse, vous l'avez tellement voulu, ce bébé. Je suis vraiment heureux pour vous. »

Elle a gagné, au-delà des risques de fausses couches, et au-delà de la médecine et de mon diagnostic. Elle y est arrivée. Après des années à pleurer, en dépit d'une force et d'une volonté de fer, cette femme va être mère. Le comble de ce miracle, est que j'ai rarement eu autant de facilité à suivre une grossesse et à accoucher une femme. Tout s'est déroulé à merveille, comme si son corps voulait se racheter de toutes ces années douloureuses.

Jeudi 17 janvier
Carmen C., 34 ans

Carmen est une patiente que j'adore. Elle essaie depuis plus de trois ans d'avoir un enfant. Sans succès. Elle s'est installée en Espagne depuis deux ans, mais elle me tient régulièrement informé de l'évolution de sa vie. Chaque fois qu'elle vient à Paris, elle en profite pour prendre rendez-vous avec moi.

J'ai à peine le temps de lui ouvrir la porte qu'elle se jette à mon cou et, ne pouvant refréner sa joie, me crie :

« Je suis enceinte !

– Toutes mes félicitations, venez vous asseoir avant de monter sur mon bureau avec vos castagnettes.

– Je suis tellement heureuse que je suis une pile électrique.

– En attendant, il va falloir que vous vous reposiez plus que d'habitude, que vous changiez quelque temps votre rythme effréné.

– Ça risque d'être *muy* difficile !

– Nécessaire, en tout cas. Pas de longs trajets en voiture, pas de sports extrêmes, ne portez pas de choses lourdes et prenez du temps pour vous détendre.

– Je sais tout ça... J'ai tellement attendu ce moment que je ne comprends pas pourquoi je suis autant angoissée.

– C'est normal, devenir mère ne se fait pas en un jour, il faut du temps pour s'y habituer et, comme la nature est bien faite, elle vous laisse neuf mois devant vous. »

On discute un bon moment avant qu'elle ne reparte. Au moment de la quitter je ressens son profond malaise que je mets sur le compte de la peur d'une fausse couche. Je lui dis de m'appeler à tout moment si elle se sent angoissée.

Un mois plus tard, Carmen m'appelle, effondrée :

« J'ai perdu le bébé.

– Qu'est-ce qui s'est passé ?

– Rien... J'ai eu très mal au ventre, je me suis mise à saigner et voilà...

– Vous avez respecté les précautions d'usage ?

– Oui... à deux trois exceptions...

– Quoi, par exemple ?

– Je n'allais pas m'arrêter de respirer, non plus... Oui, j'ai fait Paris-Madrid en voiture, j'ai aidé ma sœur à déménager... Mais j'ai diminué l'équitation à trois jours par semaine. »

Il ne manquait plus que le saut à l'élastique !

Inconsciemment elle a tout fait pour perdre ce bébé. Je me rends compte que, si on a mis trois ans avant qu'elle soit enceinte, c'est à cause de cette peur panique d'enfanter que personne n'avait imaginée, ni son mari ni moi.

Sur mes conseils, elle est allée voir un psy pour l'aider à évacuer certaines choses et à comprendre les raisons de ses sentiments ambivalents.

Un an et demi après, elle a donné la vie en toute quiétude à une petite Maria qui fait le bonheur de sa vie.

Les hommes

Mardi 20 mars
Sylvie F., 30 ans
Patiente depuis 5 ans

Elle entre derrière son mari. Dans son guide du savoir-vivre, il a dû ajouter la mention « Chez le gynéco » à la liste des lieux où l'on doit précéder une femme. C'est lui le chef, il la cantonne dans son rôle de femme-enfant, elle aime ça... peut-être. On lui souhaite.

Il est allé à la pharmacie, a acheté un test de grossesse. A l'entendre, ils ont pissé en chœur sur le stylet, sont devenus verts en attendant les deux bandes bleues...

Ils sont enceintes !

Moi : Date de vos dernières règles ?

Lui : 14 février.

Moi : Nausées ?

Lui : Dis-le au docteur, samedi soir tu avais mal au cœur...

Elle : Non... Ça va à peu près.

Lui : Au fait, c'est quand la première échographie ?

Moi, cherchant désespérément à capturer son regard à elle : Vous pensez qu'on peut parler dans l'intimité, en direct tous les deux ?

Il serait temps qu'il la mette en veilleuse, l'interprète...

Je l'invite à se déshabiller, tout en craignant l'instant où c'est lui que je vais retrouver à poil... Mais il ne bronche pas.

Je passe derrière le paravent pour l'examiner, m'installe, braque ma lampe sur son entrecuisse. Tel un papillon de nuit attiré par la lumière, il débarque. J'en reste bouche bée. Effectivement il ne la lâche pas d'un poil !

Je bondis, me lève, lui explique que ce n'est pas sa place, qu'il reste tranquillement assis sur son fauteuil, on ne lui cachera rien, compte rendu détaillé dans cinq minutes, je sais qu'il va pouvoir tenir jusque-là !

Réfléchir à la possibilité de faire électrifier le paravent, étudier la puissance de la charge pour qu'elle ne soit qu'intimidante.

Vendredi 1er octobre
Clinique du C.
Accouchement de Sonia V.

Sonia est arrivée depuis 7 heures ce matin, il est 18 heures, le travail touche à sa fin. Elle est épuisée mais reste souriante.

Son mari fait partie des hommes qu'on adore... surtout s'ils attendent dans le couloir. Odieux, il oscille entre bâillements et coups de gueule. Il contribue à rendre l'ambiance plus tendue que jamais, commence à trouver le temps long, dit qu'il aurait dû en profiter pour prendre l'air. Sur ce point, toute l'équipe est d'accord avec lui !

Sonia voulait une péridurale, lui non... trop de risques pour éviter une douleur inhérente à tout enfantement digne de ce nom ! Sa mère, à lui, a eu six enfants, à l'époque où accoucher dans la douleur n'était pas une question de choix, mais une obligation pour toutes. Elle n'en est pas morte pour autant !

Il a fallu que Sonia le supplie pour qu'il laisse l'anesthésiste faire son job.

L'enfant arrive, un magnifique petit garçon de quatre kilos tout ronds. Sonia est libérée, heureuse, instantanément devenue maman. Lui, ne réalise pas encore. C'est trop tôt... trop petit... trop tout.

La fatigue, sans doute !

Samedi 2 octobre

Je passe à la clinique voir Sonia au petit matin.

Elle pleure, sa tête va exploser, rien ne la calme.

Je m'assieds à côté d'elle, sur son lit, lui explique qu'il s'agit d'un effet secondaire de la péridurale, rare, mais qui peut se produire. Malheureusement ses maux de tête ne se dissiperont que dans quarante-huit heures... J'en suis terriblement désolé, je voudrais tant qu'elle ne souffre plus !

Son mari arrive sur ces entrefaites. Je reprends donc mes explications : il ne s'agit pas d'une erreur de l'anesthésiste, c'est un des risques de la péridurale, dont j'assume l'entière responsabilité.

Il croise les bras, plus pour se retenir de m'envoyer son poing en pleine face que pour se donner une contenance. La fureur envahit ses yeux, la tendance se confirme : il me hait...

Ses hurlements se font entendre jusque dans l'autre bâtiment de la clinique. Il n'en voulait pas de cette péridurale, il savait qu'on prenait des risques. Son bébé se met à pleurer, Sonia sanglote, successivement tous les bébés de l'étage entament une démonstration dolby-stéréo-son-surround de leurs cordes vocales.

J'essaie de le calmer et lui propose de sortir de cette chambre afin que notre conversation se poursuive dans un bureau. Il ne m'entend pas et continue de beugler qu'il va me détruire, me tuer... Je sors donc le premier, certain qu'il va suivre sa future victime de près. En effet, il s'exécute.

Il me précise à toutes fins utiles qu'il est avocat et que je ne suis pas près d'oublier son nom. Once d'espoir : s'il veut que je me souvienne de lui, c'est qu'il compte me laisser la vie sauve...

Je quitte la clinique avec une tête prête à imploser, par solidarité avec Sonia sans doute, je conserverai cette migraine jusqu'au lendemain.

Par la suite, je recevrai des lettres de menaces... d'une rare violence. Cet homme devenu hystérique, déchargeait toute son agressivité sur moi. J'étais devenu sa cible.

Sonia a oublié ces quarante-huit heures et continue à venir me voir... en cachette...

Mardi 27 mars
Clinique du C.

Je viens d'opérer Charlotte en urgence d'une grossesse extra-utérine.

Probablement très résistante à la douleur, elle a trop tardé à venir consulter. Je n'ai pas pu sauver sa trompe.

J'attends son réveil pour le lui annoncer.

Elle est arrivée à la clinique sans avoir pu joindre son mari. Une infirmière a pris le relais pour le prévenir mais, malgré une quantité de messages qui n'ont réussi qu'à saturer sa boîte vocale, toujours pas de trace du bonhomme.

« Mon mari est là ? Il est prévenu ? Sinon il va s'inquiéter... » Charlotte est réveillée. Elle est plus inquiète pour lui que pour elle. Si personne ne la surveille, elle serait capable de se lever, prendre un taxi et partir à sa recherche. On la rassure, il ne va pas tarder... enfin, on espère...

Vers 20 heures, il arrive enfin... très serein...

Je lui explique dans le couloir ce qui est arrivé à sa femme. Il ne semble pas perturbé... sauf par sa voiture garée en double file. Il va finir par m'agacer sérieusement !

Il daigne quand même perdre deux minutes pour l'embrasser avant de repartir à un dîner d'affaires incontournable.

Je le croise au moment de son départ, il s'approche de moi avec un air tracassé :

« Dites-moi, docteur, elle va sortir quand ?

– Si tout va bien, elle sera de retour chez vous samedi matin. »

Je lui aurais annoncé qu'une guerre bactériologique venait d'être déclarée, il n'aurait pas fait une autre tronche. Il se penche alors à mon oreille et pensant trouver en moi une complicité masculine toute naturelle, me lance :

« Vous pensez, entre nous, que vous pourriez la garder trois jours de plus ? J'ai prévu un petit week-end... »

C'est confirmé, elle a remporté le gros lot : c'est bien elle qui a épousé le roi des mufles...

Penser à expliquer aux femmes qui vivent avec ce genre d'individu qu'elles aient au moins la gentillesse et le délicatesse d'être hospitalisées au bon moment et le temps nécessaire !

Jeudi 4 janvier
Eva, 20 ans
1re visite

Jeune étudiante suédoise, elle est envoyée par Georges. Il est marié à Tatiana, qui lui a donné quatre enfants. J'ai fait sa connaissance au fil des consultations où il accompagnait sa femme. Considérant qu'on est sur terre pour prendre la vie du bon côté avant tout, nous avons fini par sympathiser.

Le dernier accouchement de son épouse était digne d'une comédie de Woody Allen, nous riions tellement que nous en avions plus mal au ventre que la future accouchée, sous péridurale, elle... Il m'appelle fréquemment, aussi fréquemment qu'il développe des infections en tous genres dont je feins d'ignorer la provenance...

Eva, fraîchement débarquée de sa Suède natale, jolie comme un cœur, arrive et s'assied face à moi. On parle essentiellement de lui, sans jamais le nommer, comme s'il était l'Unique, son unique à elle... Elle n'est pas amoureuse, elle l'aime d'un amour éternel, comme personne n'a jamais aimé sur cette terre... J'ai face à moi le premier spécimen au monde à aimer d'une telle force...

Je finis par me demander si elle a compris que j'étais gynécologue ou si elle pense avoir pris rendez-vous chez un « amourologue ». Nouvelle profession qui consiste à écouter pendant une bonne demi-heure le bonheur d'amour dans lequel nage votre patiente.

Je coupe court à son récit et me risque à lui demander si sur un plan gynécologique je peux l'aider. Victoire ! Elle a quelques brûlures dérangeantes... Je l'examine donc et diagnostique une infection... qui me rappelle celle de mon ami Georges, évidemment !

Pendant que je rédige son ordonnance, Eva m'explique qu'elle ne le voit pas souvent, qu'il est très pris... par son job... C'est donc elle qui est chargée de prospecter pour trouver le nouveau nid d'amour dans lequel ils vont vivre jusqu'à en mourir...

Je lui souris, bêtement probablement... D'après mes souvenirs, la femme de Georges a accouché il y a à peine quatre mois...

Je tiens déjà mon nouveau rôle d'amourologue, je ne vais pas endosser celui de juge aux affaires familiales...

Je la raccompagne en lui souhaitant bon courage. Elle ne comprend pas pourquoi...

Jeudi 18 janvier
Tatiana M., 39 ans
Mariée, 4 enfants
Patiente depuis 14 ans

Tatiana, épouse dévouée, mère irréprochable, Tatiana femme de Georges... Georges qui est avec son Eva, folle d'amour...

Je lui demande des nouvelles de toute la famille.

Les enfants vont bien, très bien même...

Lui, a plus de responsabilités qu'avant, ses journées démarrent très tôt et se terminent trop tard, mais ils sont heureux et, depuis l'arrivée du quatrième, il est complètement gâteux...

Elle le voit peu... il voyage beaucoup...

Non, elle n'en profite même pas pour sortir dîner avec quelques copines, il est tellement jaloux qu'il lui prêterait une liaison...

Elle a pris ce rendez-vous en urgence car elle a des sensations de brûlures insupportables dans le vagin.

Je l'ausculte... et diagnostique l'infection déjà observée dans un passé proche, que Georges dans sa grandeur d'âme a décidé de répandre...

Lui proposer à l'avenir une ordonnance en triple exemplaire !

Mardi 25 février
Myriam K., 28 ans
1re visite

C'est Georges qui me l'envoie et déjà je commence à redouter le pire... Pourvu qu'elle ne soit qu'une simple amie...

C'est une jeune femme intelligente, charmante et cultivée... Un seul bémol : elle est enceinte ! Sourire entendu, complicité évidente : elle m'annonce que je connais le papa !

Quelle santé ! Quelle folie, ce Georges !

Je l'examine, c'est un début de grossesse banal. Troisième semaine, on se revoit le mois prochain.

Et lui dans tout ça ? Il est ému aux larmes à l'idée d'être papa pour la première fois... Ils sont à la recherche d'un appartement, surtout elle, en fait, car il est trop débordé, des horaires de dingue (normal pour un dingue !). Il a promis de trouver une solution pour ralentir son rythme lorsque bébé sera là !

Rassuré, je suis très rassuré...

Ce type a décidé de monter un harem puis de repeupler la planète... le joindre de toute urgence avant qu'il ne double ma clientèle avec ses maîtresses !

Tragique, cette histoire m'emplit de haine à l'égard de ce genre d'homme, manipulateur et destructeur.

Lundi 20 août
Myriam K.

Elle entre, resplendissante. Elle semble heureuse. Au fond de moi, naît un espoir secret : aurait-elle démasqué l'arnaqueur de sa vie sentimentale ?

« Vous aviez raison, la vie continue. Je suis de nouveau enceinte ! »

Je ne me risque pas à lui demander de qui, j'ai le sentiment qu'elle n'aimerait pas mon humour.

Ils ont enfin trouvé un appartement, où leur petite famille s'épanouira, bercée par le doux bruit de leurs roucoulements !

Je me suis peut-être trompé... Ça lui a pris du temps, entre-temps il s'est perdu... Il était malheureux et peut-être a-t-il choisi de reconstruire une nouvelle vie, un nouvel équilibre ailleurs ?

Huit mois plus tard

Je mets au monde Tom, petite merveille de trois kilos et demi.

Georges est ému... Même au cinquième enfant, l'émotion est toujours magistrale.

Je les félicite, m'en veux d'avoir jugé cet homme si violemment...

Mardi 2 juin
Lila F., 28 ans
1re visite

A la fois coquin et surtout pétillant d'intelligence, son regard doit en faire tomber plus d'un... Pour couronner le tout, la nature ne s'est pas uniquement concentrée sur son visage !

Passionnée d'Egypte, elle s'est spécialisée dans la restauration de papyrus ancien. C'est d'ailleurs à une exposition qu'elle a fait la connaissance il y a six mois d'un de mes amis, devenu, à la suite d'un coup de foudre foudroyant, sa nouvelle passion !

Pendant qu'elle me parle, je cherche autour de moi à qui appartient cette charmante charmeuse. Le suspense s'interrompt violemment lorsque je l'entends prononcer le prénom : Georges !

Atterré, enterré... je ne sais plus. Patience : plus qu'une minute avant qu'elle ne m'annonce qu'elle attend un bébé. Ça commençait à me manquer de ne pas mettre au monde un rejeton de Georges. Le dernier a déjà trois mois...

Elle me dit alors qu'il veut un enfant. Elle, considère qu'il est un peu tôt et, avant de s'engager définitivement, elle veut s'assurer de ses sentiments à lui...

Décidément elle est bien, cette fille, lucide surtout...

Elle se confie, me fait part de ses doutes. Elle pense qu'il la trompe... et elle en aura le cœur net !

J'hésite à lui communiquer les coordonnées de Duluc Détective... et même à participer aux frais de l'enquête !

Lundi 15 juillet
Myriam K.

Méconnaissable... Myriam qui avait pris vingt kilos pendant sa grossesse semble en avoir perdu trente-cinq depuis l'accouchement. Et ce visage... Transparent, doté de deux yeux profondément tristes. C'est une femme brisée que je découvre.

Elle m'explique tout, très vite, pour ne pas se donner le temps de pleurer.

Elle a quitté Georges. Il collectionnait les maîtresses, et surtout cachait une femme et quatre enfants.

C'est sa dernière conquête, une petite Lila, qui a mené l'enquête. Elle est arrivée jusqu'à Myriam et son bébé. La douleur crée des liens, elles ont sympathisé, longuement parlé de lui, qui savait si bien faire croire à chacune qu'elle était unique...

Lui, depuis, fuit. Il s'est inventé une maladie rare, tellement rare que d'hôpitaux en analyses, personne n'a su baptiser ce mal... mais personne ne le plaint.

Dans un premier temps, elle doit se battre, pour son petit Tom, ne pas flancher, être plus forte qu'un être abject et destructeur. Et peut-être, dans une autre vie, pardonner... pour avoir la force d'aimer à nouveau.

Georges

Qui est-il ? Comment le définir ?

Peut-être les aimait-il toutes, sincèrement. N'en garder qu'une était un choix impossible à faire. Son arme pour ne pas souffrir et faire souffrir : le mensonge. Pour certaines, il changeait de prénom, de profession... Brouilleur de pistes amateur il a fini par être démasqué.

Complexité de ses journées : trois domiciles fixes sans qu'aucun ne soit sa résidence secondaire, ça, c'est de l'organisation. Couscous chez l'une, rollmops chez l'autre, pot-au-feu chez la troisième. Le seul indice visible à l'œil nu : dix kilos supplémentaires dus à la triplette de petits déjeuners et de certains dîners...

Il cloisonnait tellement ses multiples vies de couple qu'il devait être convaincu à chaque moment qu'il passait avec l'une de ses femmes qu'elle était la seule et l'unique.

Il était allé tellement loin dans le mensonge qu'il en avait fait *sa* vérité.

A force de me plonger dans l'essentiel de la vie des femmes, j'ai mis tout mon cœur à les comprendre.

Comment les aider sans les aimer ? Mon rôle ne peut se limiter à mon savoir médical et je ne peux me résoudre à soigner un corps sans prendre soin de l'esprit.

J'essaie d'être humain et psychologue, je suis concerné par chacune d'entre elles. Chaque étape, chaque épreuve ou chaque bonheur de leur vie me touchent. Elles me confient leurs angoisses, leurs doutes, leurs larmes. Elles parlent d'amour ! Celui qu'elles attendent, celui qu'elles savourent, celui qu'elles ont perdu. Et l'amour transporte loin tant qu'il est mais détruit et ronge quand il n'est plus...

J'ai un sentiment trop lourd d'impuissance face à ces femmes mal-aimées, désaimées, désabusées, trop malheureuses.

J'ai envie de hurler pour que les hommes se réveillent de leur coma sentimental.

Alors, souvent, je rêve... d'un monde où les hommes et les femmes cesseraient de se croiser, de se rater, de se gâcher. Ils s'arrêteraient face à face, prendraient le temps de mieux se comprendre, se respecter et s'aimer.

Sans rêves, il n'y a pas de vie, pas d'espoir... et la magie de tout ça c'est que les rêves peuvent devenir réalité si le désir est profond et qu'on ne renonce pas malgré les obstacles.

A l'ère où tout se doit d'être sous contrôle, où on n'a le temps de rien, toujours poussé par l'obligation d'aller plus vite, plus haut professionnellement, on n'a pas réalisé que le contrôle absolu, c'est justement la non-vie !

Les sentiments, les émotions peuvent être contrôlés mais pas au point d'être niés. L'esthétisme à outrance, la liberté sans limites ne sont que des leurres et les symboles d'un profond malaise. Le bonheur n'est pas là !

J'aimerais avoir le pouvoir de mettre un terme à tous ces ratages, ces gâchis, j'aimerais que nos enfants croient en l'amour, ne soient pas blasés par les exemples que nous leur avons donnés, qu'ils ne commettent pas les mêmes erreurs.

Selon moi, tout a commencé à sérieusement déraper avec la révolution de mai 68. Etre l'égale des hommes, socialement, professionnellement, oui, il le fallait, mais pas jusqu'à devenir des mecs !

La confusion est née, la revanche sur un machisme excessif a abouti à une masculinisation des femmes. Leur émancipation s'est muée en agressivité contre les hommes : la guerre était ouverte, rien ne serait plus comme avant.

Avec l'apparition de la pilule, la sexualité a pris une légèreté au-delà de l'imaginable.

Faire l'amour est alors devenu un mode d'expression corporel, les sentiments ont été relégués au deuxième plan. Le corps devenu un objet de plaisir, dont on peut user et abuser, les partenaires se sont multipliés, comme des jouets.

Mais le jeu a mal tourné et tout le monde s'y perd et s'est perdu.

Dans les années 70, les femmes étaient ouvertes corps plus qu'âmes. Jadis difficiles à conquérir, elles devenaient faciles à l'excès, prêtes à tout.

Cette génération, qui a ouvert la voie de la société de consommation du sexe, était prise de boulimie de plaisirs avec une diversité de partenaires éphémères.

Ils étaient rebelles et sauvages, surtout lobotomisés et fiers de l'être, bel et bien inconscients.

Les couples de ma génération ont tous explosé. Je n'en connais pas un qui ait tenu le choc.

Les tentations de plus en plus nombreuses ont multiplié les infidélités, aussi bien du côté des hommes que des femmes. Les règles précédemment établies et partiellement respectées ont été bafouées. Sans règles, les limites n'existent plus, les couples errent sans repères.

Vivre ensemble ne veut plus rien dire, il serait plus juste de parler de cohabitation.

J'ai envie de lancer un cri pour que les femmes retrouvent l'espoir. Je ne peux rester insensible à leur détresse, elles sont ma vie et j'ai passé l'essentiel de mon temps à tenter de la leur rendre plus belle ou en tout cas plus douce, à ma petite échelle.

Les couples vont mal. Une majorité de femmes partent après la naissance du deuxième enfant. Lassées d'un quotidien trop lourd qu'elles assument intégralement et d'un homme trop absent, elles s'ennuient, se sentent incomprises et s'échappent alors vers des horizons de liberté. Cette fameuse liberté, aussi attirante que dangereuse.

Un couple c'est d'abord un rêve qu'on fait à deux. Le prolonger relève d'une réalité quotidienne qui quelquefois se distille comme un poison, au nom des habitudes.

On finit par en oublier ce qui nous a poussés l'un vers l'autre, toutes ces différences qui nous ont charmés au commencement deviennent autant de reproches et d'accusations au fil du temps.

Je suis déçu par les hommes, et je le dis d'autant plus fort que je fais partie de leur clan. Ils ne pourront donc pas classer mes propos au rang d'une agression sexiste. Je suis affligé de constater que les femmes sont si malheureuses, si peu respectées et tellement abandonnées.

Femmes brisées, combien de fois en ai-je entendu m'annoncer : « Vous êtes le premier à qui j'en parle, ma décision est prise, je le quitte, je lui annonce dimanche ! »

Le regard chargé de tristesse, de souvenirs, elles sont profondément déterminées à tourner la page pourtant si lourde.

Les cris d'alarme, les appels au secours qu'elles ont lancés depuis des mois, parfois des années, ils ne les ont pas entendus. Ces mises au point régulières, considérées comme trop de reproches, n'ont pas amené leur mari à se poser les bonnes questions.

La seule conclusion qu'ils en tirent : « J'ai épousé une emmerdeuse... une femme en fait ! »

L'idée qu'ils ne les rendent pas heureuses, que les reproches sont des cris d'amour dont le seul but est de transformer le quotidien, de faire évoluer une relation vers plus d'harmonie, ils ne l'entendent pas.

Plus courageuses que les hommes, les femmes assument souvent tout : leur vie professionnelle, leurs enfants, la logistique de la maison. Leur vie privée ne s'arrête pas à la porte de leur bureau. Si un de leurs petits est malade, ce sont elles qui prennent tout en charge, de la visite chez le pédiatre aux médicaments à administrer, aux nuits hachées par les pleurs et les inquiétudes.

Une femme dort d'une oreille, un homme trop déchargé de la responsabilité de ses enfants, dort profondément et parfois bruyamment, peut-être comme une assurance pour se prémunir des éventuelles agressions sonores !

S'il se retrouve seul, étrangement son sommeil devient moins lourd.

Le sentiment de culpabilité ne les effleure pas. Ils ne se

sentent pas responsables, tellement convaincus de faire le maximum.

Ils ont l'oreille sélective... Peut-être qu'après un certain nombre d'années, la voix de leur femme n'est qu'un fond sonore qui fait partie de l'univers décoratif de leur intérieur.

Le dialogue, même s'il tourne en conflit, est sain. Se taire et courber l'échine pour porter le masque de la victime est un jeu vicieux. Se déchirer en silence n'a rien de bénéfique, au fil du temps ce doux silence aura tout détruit. On a le droit de renoncer quand on est arrivé au bout des choses et qu'on a déployé toutes ses énergies pour sauver son couple.

Combien abandonnent avant même d'avoir amorcé une tentative de sauvetage !

Les hommes se remettent trop rarement en question, à moins d'un événement dramatique qui les déstabilise au plus profond d'eux-mêmes... comme la perte d'un job !

Ils ne prennent pas le temps de s'interroger sur leur couple ni de tenter d'améliorer le quotidien.

Embellir la vie de tous les jours semble être devenu une valeur essentiellement féminine.

Les femmes sont entières, plus fortes, plus droites que les hommes. Ce sont souvent elles qui partent. Lorsqu'elles s'estiment trahies ou incomprises depuis trop longtemps, elles referment définitivement la porte sur leur passé. Quand une femme verrouille son cœur après avoir tant donné, rien ne peut la faire revenir en arrière.

Elles ne rêvent pas de compromis mais d'un amour, un vrai. Lorsqu'elles aiment elles sont capables de tout... du pire comme du meilleur !

Certains hommes partent aussi... ils sont rares. Souvent ils quittent leur femme pour une moins brillante, plus admirative que la précédente car flattée d'être l'élue, moins exigeante, plus reposante...

La compétition est inégale, comme ils l'ont souhaité : ils savent qu'ils sont les vainqueurs avant même la fin de la partie. Intellectuellement ils n'y trouvent pas leur compte, tant mieux : ce sont eux qui brillent.

Décorative malgré tout, la nouvelle se doit de faire illusion, physiquement au moins. Elle est souvent jolie, en tout cas sexy, mais rarement apte à ouvrir un débat de haut vol. Peu importe, ce n'est pas la qualité recherchée. Le leitmotiv de la tranquillité : « Sois belle et tais-toi », est devenu le principal atout de la femme idéale.

Et la passion n'est pas responsable de tous ces gâchis.

La passion ne dure pas éternellement, paraît-il ? On n'en demande pas tant, après tout, nous non plus ne sommes pas éternels.

Certains sexologues ou sociologues s'avancent en donnant précisément la durée de vie de ce sentiment : deux ans...., s'appuyant sur des études scientifiques, des réactions chimiques provoquées dans le cerveau...

Le message est clair : plus de rêves, soyons fatalistes et lançons-nous gaiement dans les affres de l'amour passion, top chrono, le temps de l'écrire, nous sommes déjà foutus.

C'est bien pratique d'énoncer des vérités de ce genre, car tous ceux qui baissent les bras se sentent confortés dans leur lâcheté et ceux qui gâchent tout sont pardonnés d'avance puisque rien ne dure et que personne n'y arrive.

Bel idéal de vie ! Chargé d'espoirs et d'horizons nouveaux...

Il est évident que la passion n'est pas la même au début d'une relation qu'après quelques années de vie commune... lorsque la découverte de l'autre a abouti.

Créer le manque lorsqu'on se couche côte à côte chaque nuit devient un art subtil et délicat.

Je pense qu'il faut accepter que la relation évolue, comme nous évoluons aussi au fil du temps, pour la plupart...

Mais évoluer ensemble, en se tenant la main pour ne pas trop se perdre.

Je ne détiens pas la vérité absolue, ni de solution miracle à tous ces maux, pourtant j'ai cherché et je cherche encore.

Nous sommes arrivés à de tels extrêmes dans l'incompréhension mutuelle que les générations qui nous suivent ne pourront qu'être plus heureux, c'est la seule certitude que j'ai.

J'aimerais cependant dire aux femmes de devenir plus douces, d'enlever leur carapace qui ne les protège que d'elles-mêmes, d'arrêter de faire semblant d'être aussi fortes.

Essayez de regarder les hommes avec plus d'indulgence : donnez-leur l'envie de vous protéger.

Et vous, les hommes, sortez de votre torpeur, grandissez, prouvez-leur que vous savez aussi vous battre pour elles. N'abandonnez pas si vite.

Reprenez confiance et construisez sur des bases solides.

Recentrez-vous sur l'essentiel : l'Amour.

Souvenirs... souvenirs

Été 1980

Jeune étudiant, je découvre les joies d'être médecin remplaçant dans un univers paradisiaque.

La classique blouse blanche ici n'est pas de mise, je consulte torse nu, en short et en tongs, personne ne s'en étonne avec cette chaleur de bête.

Si la vie de médecin remplaçant ressemble à ce que je suis en train de vivre, je pense avoir trouvé ma voie, c'est le bonheur total ! Tu as tout, la maison, la voiture, la clientèle... sauf la femme du type que tu remplaces, bien sûr !

Ma deuxième patiente de la journée entre : Coulibaly, une très grosse Antillaise, qui promène son derrière haut perché avec nonchalance. Elle se hisse non sans grâce sur la table d'examen et avec son accent chantonnant me déclare :

« Je suis en retard !

– Combien de jours ?

– Je sais pas... une vingtaine !

– Vous avez eu des rapports sexuels ?

– Non... juste un petit ali vini. »

J'éclate de rire, ce léger « va-et-vient », quasi imperceptible selon elle, a malgré tout suffi à la féconder.

Elle est ébahie par cette nouvelle...

Il n'y a pas de mystère, nous ne sommes pas au fin fond d'une grotte à Nazareth, je ne suis pas non plus l'archange Gabriel : elle a eu un rapport sexuel, si insignifiant soit-il, elle est bel et bien enceinte.

Deux poulets suffisent à régler ma consultation, Coulibaly varie ses modes de paiement. La dernière fois, c'était des fleurs !

Vacances de rêve

Les vacances... je n'y croyais plus... mais la vision de l'aéroport, l'enregistrement des bagages, et le fait que je sois assis dans cet avion qui décolle me le confirment.

Je pars enfin, après des mois tellement chargés qu'ils sont passés comme des semaines...

J'ai opté pour une île paradisiaque sauvagement déserte. Perdue, à une heure de bateau de toute civilisation, sans téléphone ni électricité... coupée du monde.

J'ai mis toutes les chances de mon côté pour ne croiser aucune patiente sur place, n'avoir aucune possibilité de reprendre l'avion dans l'autre sens pour une intervention.

Je suis injoignable... culpabilité zéro !

Le patron de l'hôtel m'emmène à bord de son bateau pour me déposer dans ma demeure : un bungalow sur pilotis avec pour seuls voisins des bancs de poissons multicolores. Seul au monde... j'en ai rêvé !

Je suis arrivé depuis moins de quarante-huit heures, je ne me lasse pas de savourer ce repos, d'admirer cet éden. Je scrute l'horizon : personne ne se plaint. Je n'ai pas à courir d'un bout à l'autre de Paris pour partir accoucher entre deux consultations. Ici le don d'ubiquité ne me fait pas défaut !

Je viens à peine de terminer un petit déjeuner à rendre jaloux Pantagruel lorsque soudain un bateau apparaît au loin... de moins en moins loin d'ailleurs. Ma survie est en péril, il met le cap sur mon havre de paix. Aucune solution de repli ne s'offre à moi... à part plonger dans l'eau trop translucide, me mettre en boule et faire l'oursin. Injouable !

A son bord, le directeur de l'hôtel et une jeune femme, la sienne ! Ils arrivent les bras chargés de fruits et d'un dossier moins innocent qu'il n'y paraît...

Ils ont appris que j'étais gynécologue-accoucheur spécialisé dans la stérilité et le hasard fait bien les choses car Madame n'arrive pas à tomber enceinte. Ils ont donc pensé à me rendre une petite visite pour que je consulte ses analyses et que dans la foulée je l'examine !

Cruel destin ! Pourquoi n'ai-je pas choisi un métier moins prenant ? Chasseur de coléoptères ? Aucune de ces sales bestioles n'aurait l'idée de venir me narguer pendant mes vacances, et en aucun cas ne viendrait se jeter sur moi en me suppliant de la capturer !

Ils sont charmants, très souriants...

Comment leur prouver plus clairement que je suis venu me réfugier en vacances ?

J'abdique, et me concentre donc sur leur problème...

Une heure plus tard, leur bateau repart, chargé d'espoir !

Je reste encore dix jours. Même avec les progrès de la science, d'ici mon départ, elle ne sera pas au bord de l'accouchement !

La prochaine fois, je choisirai une île peuplée d'hommes. Dualité des sentiments : cauchemardesque, mais tranquillité professionnelle assurée !

Je suis tout jeune médecin

Une de mes amies m'appelle, en larmes. Enceinte de huit mois, elle vient de se faire plaquer par son jules. Mise en orbite subitement, elle a besoin de parler à quelqu'un – surtout à moi – et doit me voir immédiatement. Je suis débordé, mais lui propose de venir à la clinique dans une heure.

Elle arrive, les yeux explosés par le chagrin. Et comme elle ne veut pas entrer dans la salle d'attente, fait les cent pas devant ma porte. Les rares interruptions de ses sanglots sont ponctuées par ces deux mots : « Quel salaud ! »

Lorsque je lui ouvre enfin ma porte et mes bras réconfortants, une bonne heure et trois litres de larmes se sont écoulées. J'essaie de trouver les mots à une situation inacceptable, consoler l'inconsolable, mission quasi insurmontable.

Je la raccompagne ensuite en promettant de lui réserver ma soirée.

Quelques instants plus tard, la directrice de la clinique me téléphone. Le ton est sec et sans appel. « Il ne faut pas mélanger vie professionnelle et vie privée. Votre petite amie n'a pas à hurler des injures à votre égard devant vos patientes, même si son état lui accorde quelques circonstances atténuantes ! »

Conclusion

C'est volontairement que je n'ai pas voulu m'étendre sur des sujets graves qui mériteraient qu'un livre entier leur soit consacré. Ce n'est pas le but de celui-ci, mais je ne peux pas parler des femmes sans parler de leurs souffrances, des épreuves qu'elles traversent, des douleurs qu'elles affrontent. Ce métier est malheureusement rempli de moments difficiles, mais non moins tendres, car ils permettent de se rapprocher et d'aider, ce qui est la vocation première d'un médecin. C'est tout ce qui en fait son intérêt et sa richesse. Parce que la vie n'est pas linéaire, elle envoie des épreuves auxquelles il faut tenter de survivre.

Optimiste de nature, j'ai voulu me souvenir du bon côté des choses, vous faire partager des instants cocasses et légers, mais il ne faut pas se méprendre en s'imaginant que je passe mon temps à vivre dans la légèreté et la superficialité. Le revers de la médaille est bel et bien réel : les stérilités, les cancers, les peines de la vie font partie de mon quotidien.

Par respect pour toutes celles qui vivent ou ont vécu un drame, et par pudeur, je n'en dirai pas trop. Parce que les mots sont souvent dérisoires et disproportionnés par rapport aux peines ressenties, il me paraîtrait indécent d'épiloguer trop longuement. J'ai été profondément touché et tellement atteint par ces facettes du métier, que ces douleurs de femmes, de couples, m'ont aidé à prendre un peu plus de hauteur et à devenir plus humble.

Je ne remercierai jamais assez ces femmes de m'avoir donné, malgré elles, de très belles leçons de vie.

Métier difficile et astreignant, à haute responsabilité, ce métier est une vocation, un don de soi... Jamais je n'aurais pu imaginer à quel point il m'emporterait.

Le stress fait partie de mon quotidien. La moindre erreur est inadmissible. Tension extrême, concentration sans faille, toute opération se doit d'être une victoire sur le corps humain.

Une journée de consultations exige une énergie exceptionnelle. Rythmée par une succession de femmes toutes différentes. Chacune d'entre elles demande un effort de psychologie, une attention particulière. Il faut s'adapter à sa personnalité, trouver les mots qu'elle saura recevoir sans ambiguïté d'interprétation. Je me métamorphose au fil des rendez-vous, pour n'en froisser aucune et aboutir à un mieux-être. C'est très éprouvant, souvent plus qu'une journée au bloc opératoire.

Mais la fatigue devient un fardeau qu'on apprend à accepter. A force de ne se consacrer qu'aux autres, on en oublie son propre corps, on repousse les limites. Certains jours, je me suis aperçu que mes maux de tête disparaissaient dès que j'entrais dans l'ascenseur qui me conduisait au bloc. Ils reprenaient au moment même où je quittais la clinique. J'en ai même rêvé de devenir liftier !

Le plus compliqué au début de ma carrière a été de prendre le recul nécessaire, ne serait-ce que pour réussir à m'endormir sans penser à Elles. A leurs souffrances, à leurs bonheurs, à leurs vies et à celles qu'elles donnaient.

Rentrer chez moi, refermer la porte et ne me consacrer qu'aux miens. Réussir à oublier, quelques petites heures, les lourdes opérations de la journée, les cancers, les larmes, ces regards...

Avec le temps, j'ai appris à me préserver sans jamais altérer la puissance de mon implication.

Je n'ai jamais imaginé exercer mon métier autrement qu'en donnant le meilleur de moi-même et de mes compétences. Ma vie a été consacrée à mes patientes, vingt-quatre heures sur vingt-quatre, mes nuits, mes jours ont été rythmés par leurs vies. J'ai beaucoup donné, impliqué totalement dans ma passion, et jamais rien regretté, tant j'ai reçu.

J'ai encore quelques belles années devant moi avant de m'arrêter. J'ai donc encore beaucoup à apprendre des femmes, tout mon temps à leur consacrer, et tellement d'émotions à partager.

Je ne suis pas pressé d'arriver à l'instant où tout ce que je vis deviendra souvenirs.

Table

8002

Achevé d'imprimer en France (La Flèche)
par Brodard et Taupin
le 2 mai 2006. 35602
Dépôt légal mai 2006. ISBN 2-290-35375-2

Éditions J'ai lu
87, quai Panhard-et-Levassor, 75013 Paris
Diffusion France et étranger : Flammarion